中医传世经典诵读本

串雅内外编

清·赵学敏◎著

中国医药科技出版社

图书在版编目(CIP)数据

串雅内外编/（清）赵学敏著.—北京：中国医药
科技出版社，2016.5
（中医传世经典诵读本）
ISBN 978 - 7 - 5067 - 8172 - 5

Ⅰ.①串… Ⅱ.①赵… Ⅲ.①验方 - 中国 - 清代 -
汇编 Ⅳ.①R289.5

中国版本图书馆 CIP 数据核字(2016)第 036055 号

美术编辑 陈君杞
版式设计 锋尚设计
出版 中国医药科技出版社
地址 北京市海淀区文慧园北路甲 22 号
邮编 100082
电话 发行：010 - 62227427 邮购：010 - 62236938
网址 www.cmstp.com
规格 880 × 1230mm $\frac{1}{64}$
印张 6
字数 174 千字
版次 2016 年 5 月第 1 版
印次 2023 年 4 月第 4 次印刷
印刷 三河市百盛印装有限公司
经销 全国各地新华书店
书号 ISBN 978 - 7 - 5067 - 8172 - 5
定价 15.00 元

内容提要

本书为"走方医"治疗技术方面的专著,清·赵学敏著,清·吴庚生补注。

全书共八卷,分《串雅内编》四卷、《串雅外编》四卷。其中《串雅内编》介绍了"顶、串、截"三大法,以及某些单方。《串雅外编》则分禁方(符咒之类)、选元(各种急症抢救法)、药外(非药物疗法)、制品、医外等类。

清末名医吴庚生于若干治法与单方验方后,附有按语,对学习和应用很有启迪。该书首次揭示了"走方医"的神秘内幕,是临床医生重要的学习参考著作。

自　序

　　《周礼》分医为四：有食医、疾医、疡医、兽医，后乃有十三科，而未闻有"走方"之名也。《物原》记岐黄以来有针灸，厥后巫彭制药丸，伊尹创煎药，而未闻有禁、截诸法也。晋·王叔和纂《脉经》叙阴阳内外，辨部候经络脏腑之病为最详。金·张子和以吐汗下三法，风寒暑湿火燥六门，为医之关键，终未闻有顶、串诸名也。有之，自草泽医始，世所谓走方是也。人每贱薄之，谓其游食江湖，货药吮舐，迹类丐。挟技劫病，贪利恣睢，心又类盗。剽窃医绪，倡为诡异。败草毒剂，悉曰仙遗。刟涤魇迷，诧为神授。轻浅之症，或可贪天。沉痼之疾，乌能起废？虽然诚有是焉，亦不可概论也。为问今之乘华轩、繁徒卫者，胥能识症、知脉、辨药，通其玄妙者乎？俨然峨高冠，窃虚誉矣！今之游权门、食厚俸者，胥能决生死、达内外、定方剂十全无失者乎？俨然踞高座侈功德矣！是知笑之为笑，而不知非笑之为笑也。予幼嗜岐黄家言，读书自《灵》《素》《难经》而下，旁及《道藏》、石室；考穴自

《铜人内景图》而下，更及《太素》《奇经》；《伤寒》则仲景之外，遍及《金鞞》《木索》；《本草》则《纲目》之外，远及《海录》《丹房》。有得辄抄撮忘倦，不自知结习至此，老而靡倦。然闻走方医中有顶、串诸术，操技最神，而奏效甚捷。其徒侣多动色相戒，秘不轻授。诘其所习，大率知所以而不知所以然，又多一知半解，鲜有通贯者。以故欲宏览而无由焉，尝引以为憾。有宗子柏云者，挟是术遍游南北，远近震其名，今且老矣。戊寅航海归，过予谈艺。质其道，颇有奥理，不悖于古，而利于今，与寻常摇铃求售者迥异。顾其方，旁涉玄禁，琐及游戏，不免夸新斗异，为国医所不道。因录其所授，重加芟订，存其可济于世者，部居别白，合予平昔所录奇方，都成一编，名之曰《串雅》，不欲泯其实也，使后之习是术者，不致为庸俗所诋毁，殆亦柏云所心许焉。昔欧阳子暴利几绝，乞药于牛医。李防御治嗽得官，传方于下走，谁谓小道不有可观者欤？亦视其人之善用斯术否也。

乾隆己卯十月既望钱塘赵学敏恕轩识

重新刊串雅内编小引

医学渊源古帝，其书满家。经方脉论，各有专门。彪炳后先，几于充栋。独走方铃医自为一科。习是技者，师师口授，敩法相承。大率剽窃前贤绪论，以自为盈缩，或夸神授，或诧僧传。方则多本古人，又不能尽通古人之意，故自古无专书，人亦以卖艺者流薄之。其徒众辄挟此訾食江湖，秘其主使方剂，互为标揭。而乡僻城市随遇疗治，亦往往奇验，比之世为名医客骄自大之辈，似又胜之。尝读《仓公传》及六朝《褚生列传》，与近代苏沈所纪，见证处方亦都暗合，可以见铃串流传远有端绪，抑亦画山水者，同能不如独胜欤！同里赵恕轩先生纂《串雅》一书，盖尝遇铃医之贤者，不私所得，悉以授之。先生删其眩异繁缛，参与秘笈所藏，归之雅正，勒为成书，其用心亦孔厚矣！咸丰初，为余杭某君刊行，未及流布，遽毁于庚辛之难，人间仅有存者。徐侍郎颂阁先生，乙酉春来杭州，从丁氏八千卷楼假归，录付以去。濒行属余刊印，以公同好。因乞吴君平格（庚生）补注，条系于后。平格邃于医，其所注悉有依据，足以增益是书。若剞劂之资则镇洋瞿太守（永嘉）任之。以广医药之一家，不必神其说于龙宫三十方也。

　　　　　　　　光绪庚寅仲夏仁和许增迈孙识

绪　论

负笈行医，周游四方，俗呼为走方。其术肇于扁鹊，华佗继之。故其所传诸法与国医少异，治外以针刺、蒸、灸胜，治内以顶、串、禁、截胜。取其速验，不计万全也。

手所持器，以铁为之，形如环盂，虚其中，置铁丸，周转摇之，名曰虎刺。乃始于宋·李次口。次口，走医也。常行深山，有虎啮刺于口，求李拔之。次口置此器于虎口，为拔其刺。后其术大行，名闻江湖。祖其术者，率持此以为识，即名"虎刺"云（三才藻异作虎撑）。

手所持药囊，曰无且囊，云秦无且所用者。针曰铍针。有小袋曰罗星袋。有小尺曰分脉尺。有药点之镜曰语魅。有马口铁小筒，用以取牙，名曰折脆。所作伪药，皆曰何兼。市草药曰夹草。持竿布，卖膏药，曰货软。作道妆僧服游方。用针曰挑红。用刀曰放红。撮痧曰标印。艾火曰秉离。水调曰填冷。与人治病曰打桩。两人合治曰拢工。共分酬金曰破洞。赚人财帛曰捞爪。脱险曰出洞。如此之类,不能悉载,略举一二焉。

走医有三字诀:一曰贱,药物不取贵也;二曰验,以下咽即能去病也;三曰便,山林僻邑,仓卒即有。能守三字之要者,便是此中之杰出者矣。

走医有四验,以坚信流俗:一取牙,二点痣,三去翳,四捉虫。四者皆凭药力。手法有四要:用针要知补泻,推拿要识虚实,揉拉在缓而不痛,钳取在速而不乱。志欲敖,礼欲恭,语欲大,心欲小。持此勿失,遂踞上流。

药上行者皆曰顶,下行者皆曰串,故顶药多吐,串药多泻。顶、串而外则曰截。截,绝也,使其病截然而止。

(按:此即古汗、吐、下三法也。然有顶中之串,串中之顶,药更玄妙,用意入神,则又不可以常格论也。)

药有常用之品,有常弃之品,走医皆收之。病有常见之症,有罕见之症,走医皆习之。故有二难,曰:"用药难,识症难"。非通乎阴阳,察乎微妙,安能使沉疴顿起,名医拱手?谁谓小道不有可观者欤!然今之

中医传世经典诵读本

煦煦然惟利是求、言伪而辩者，开方则笔似悬槌，临症则目如朴樕，直谓之医如可耳！此走医之罪人也。

药有异性，不必医皆知之，而走医不可不知。脉有奇经，不必医尽知之，而走医不可不知。用奇乘间，一时之捷径也；得心应手，平日之功用也。古人出则行道，入则读书。盖医学通乎性命，知医则知立命。而一切沴戾不能中之，可以却病延年。否则己身之危不能免，又焉能救人之危耶？

医本期于济世，疾能治则治之，不必存贪得之心。近率以医为行为，谓求富者莫如行医之一途。于是朋党角立，趋利若鹜，入主出奴，各成门户。在延医者每以病试医，在为医者又以药试病，彼此茫然，迄无成效。幸而偶中则伪窃标榜。走医之术类聚既非，乡里论道罕见精微。惟各挟一长，以遨游逐食，忌则相贼，合则相呼，如雀隼之交，欢屈莫定。有如此者，勿读吾书！

药有最验者曰丹头，即劫剂是也，病除后必不可再用。走医多挟此以博效，人每诧为神奇。病后再求余药，则授以丸药，谓可除余疾也，辄索高价。不知此即药肆中所弃之根渣，不论寒热温和，辄取而铦制为丸，以贱售而贵取，所谓"捞爪"是也。有似此者，勿读吾书！

医者意也，用药不如用意，治有未效，必以意求。苟意入元微，自理有洞解，然后用药无不立验。今则每恃祖方为长技，用而偶验，则留根不除，俟再发而再获也。用而不验，则率用猛毒之药以攻之，所谓下杀手也。在实症或间有转机，而虚损之人不且立毙者乎？不知全在平日用心之讲求也。若终岁群居科诨，入市招摇，贪饕沉凶，不知潜心理道者，勿读吾书！

截法中有点金药、拦江网、八面锋。如鲫鱼霜、中分散、截骨、移毒皆点金药也。黄鹤丹、青囊丸皆拦江网也。兑金、鲤鲮皆八面锋也。俱不可不知。

走医于内科有变病法，如药脾丸中之用木瓜露以闭溺窍；掩月散中之用鲤脊鳞以遮瞳神；取贝母中之丹龙睛以弛髓脉；剔刺猬中之连环肾以缩骨筋。外科则用白朱砂以种毒，蛇蕈灰以种疮，即九种十三根之类。更有合扁豆膏以留疟，曼陀酒以留癫，甚则醉兽散之可以病马牛，金针丸之可以困花木，种种不仁，愈降愈甚，良由操技不精，欲藉此遂其罔利之心耳！此书虽尽删其法，而不能尽绝其传也。故述其大概，使后来者知所免焉。

（以上 十一条从丁氏八千卷楼所藏抄本补入。所论确有见地，且举其弊而胪列之，足为殷鉴，实不忍使其湮没不传也。）

迈孙再识

凡 例

一是编分内外二种，首列其要，次及其余。合之则诸法毕备，分之仍各有妙用，弃俗从雅，庶览者得有流别，知所先后，则近道矣。

一医方必分症类次，兹则从法集方。有一病而诸门俱入者，以其各有治法，故不以类聚，不欲紊其成法也。

一柏云手抄有《市语宗派神用运技》一卷，言多不经，启后人渔利之私，急为芟削，间采一二入绪论中，以广闻见。

一顶串截为走医三大法，以譬三才也。末流辄妄定成数，有九顶、十三串、七十二截等目，每自夸于人辄曰：某某得几顶、几串、几截，其法甚秘，云罕有全知者。不知以类统计，宁止区区者。余因尽发其秘，非欲矜己之长，良由济世一端，多多益善也。外有九种、十三根等法，能拔骨髓诸毒，然不肖疡科，每窃以取利，种毒留根，变小成大，实则为利浅而受害深，宁弃而不录。

一禁法之大莫如水法，次则祝由，兹录其小者，绝扰屏嚣，均无妨于大雅。其有近于巫、觋所为者，概在所摈。

一方用单行奏功最捷，药有制品取效更神，针灸辅药力所不及也。故列药外百物，又推恩所宜及也。故列医外奇病所以备其法，药戏所以备其趣，皆以神妙用而奏厥功也，因并存之。

一药品尚真，奚录伪焉？曰：所以著奸也！知其术，始不受其愚，而作伪者更无以巧取厚利，殆犹删诗不去郑、卫之意。矧其中有可用者，若假象皮膏之收口，假乳香之定痛，著效更捷于真，亦方术所不废也。至若蒙汗、麻沸等方，予皆有之，而不备录者，恐易以启奸，且已列睡圣整骨诸术矣，何多赘焉。

一取虫为走医第一要法，而选元尤有起死回生之术。无此二门，则无由见神，故兼存不废。

一是书初著，尚有灵穴经、奇脉经、灵草经、识症论、变症论及阳取、阴取、隔二、隔三诸法，当另为一编以问世。

一是书采录得于柏云手抄者十之三,《百草镜》《救生海》者十之三,《养素园》及《江闽方本》者十之三,其一则传于世医者,悉汇而成帙。盖荃蹄由始例得并志焉。

一九散云刀圭主者,分方寸匕之一准,如梧桐子大也。方寸匕者,作匕正方一寸,抄散取不落为度。五匕者,即今五铢钱边五字者,抄之不落为度。一撮者,四刀圭也(匕即匙也)。

按恕轩先生原订有内外二编,凡例所论,总内外而言之。兹所刊者,惟内编四卷。如水法、祝由、药外、医外、药戏、取虫、选元诸条皆内编所不载。今年正月,从越中藏书家觅得外编,如获拱宝。匆次不暇细校,录副仍嘱吴君平格补注,行将以次开雕,以公同好。

光绪庚寅五月望迈孙识

串雅内外编

目　录

串雅内编

卷　一

卷　二

串雅内外编

卷 四

串雅外编

卷 一

卷　二

卷 四

串雅内编

卷 一

截药总治门

黄鹤丹 朱衣翁在黄鹤楼所授，故名。

香附一斤　黄连半斤　洗晒为末。水糊丸如梧
子大。如外感葱姜汤下，内伤米汤下，气病木
香汤下（或沉香或木香，随时酌用），血病酒下，痰
病姜汤下，火病白滚汤下，余可类推。

青囊丸 邵应节真人母病，方士所授。

香附（略炒）一斤　乌药（略泡）五两三钱　为末，
水醋煮，面糊为丸。随症用引，如头痛茶下，
痰气姜汤下，血病酒下之类。

[飞霞子韩（矛心）昔游方。外治百病，男用黄鹤丹，
女用青囊丸，此二药乃游方之祖方也。]

（庚生按：编中所载各方，用之得宜，奏效自捷。然须
详审病人体质之虚实，症之寒热，慎勿妄投致误！）

鲤鲛丸 治一切无名肿毒，治瘰疬尤效。

归尾五钱　　大黄二钱　　荆芥二钱　　桔梗二钱　　乳

香（炙）二钱　　没药（炙）二钱　　黄芩三钱　　连翘三钱

防风二钱五分　　羌活二钱五分　　全蝎一钱　　蝉蜕二十

个（去头）　　僵蚕二十五条　　牛皮胶一两（土炒）

雄黄七分　　金头蜈蚣四条（去头足）　　　分作四样法

制：一条用姜汁搽、焙干，一条用香油搽、焙

干，一条用醋搽、焙干，一条用酥搽、炙。再

用穿山甲四两，亦作四制：一两用红花五钱煎

汤煮、焙干，一两用牙皂五钱煎汤煮、焙干，

一两用紫草节五钱煎汤煮、焙干，一两用苏木

五钱煎汤煮、焙干。上药共为细末，用真米醋

打糊为丸，每丸重一钱二分，朱砂一钱五分，

共为衣。瓷瓶收贮，内用麝香五分以养之，每

服一丸，滚酒送下。未成内消，已成出脓，神

效异常。

蜜犀丸　治半身不遂，口眼㖞斜，语言不利，小儿惊

风抽搐等症。

槐花（炒）四两　　当归二两　　川乌二两　　元参（炒）

二两　　麻黄一两　　茯苓（乳拌）一两　　防风一两　　薄

荷一两　甘草一两　猪牙皂角（去皮弦子炒）五钱
冰片五分（另研）　先以前十味研细末，后入冰
片和匀，蜜丸樱桃大，每服一丸，小儿减半，
细嚼，清茶送下。

（庚生按：小儿惊风有急慢之别，二者判若天渊，古
今方书每混合不分，殊不知急惊属火、属痰、属实者
多，慢惊属风（脾虚生风）、属寒、属虚者多。此方内
有川乌、牙皂、麻黄、冰片诸品辛燥升散，开窍祛风，
投之急惊，恐小儿稚阴稚阳，难禁耗散，惟内有实火
实痰者，尚可无害。倘误施之慢惊脾虚生风之症，恐
下咽立毙矣，慎之慎之！）

普济丹　治一切瘟疫时气，恶寒发热，昏迷头痛
等症。

制大黄一两五钱　生大黄一两五钱　僵蚕三两　生姜
汁（捣糊）　为丸，重九分、七分、五分，凡三
等。遇瘟疫时症，取无根井花水服之（即平旦井中
取起第一汲之水），视病人之老幼强弱，为多寡
之准。

蓬莱丸　治男妇老幼一切感冒瘟疫时症。

苍术八两（米泔浸透，陈壁土炒） 半夏（姜汁制）四两 柴胡四两 黄芩四两 厚朴（姜汁炒）四两 广皮四两 枳实（炒）四两 羌活四两 苏叶四两 木通四两 山楂（炒）六两 莱菔子（炒）六两 上药共为末，鲜荷叶煎汤，和药晒干，加神曲六两，打糊为丸，重三钱，朱砂五钱、雄黄一两，研末为衣。头痛寒热葱姜汤下，咳嗽痰喘姜汁汤下，中暑香薷扁豆汤下，疟疾姜汁冲服，红白痢木香槟榔汤下，霍乱吐泻藿香砂仁汤下，腹痛水泻赤芍车前子汤下，饱闷陈皮木香汤下，不服水土广藿香汤下，山岚瘴气蛊毒虫积槟榔汤下，不识病源诸症白滚水下。大人一丸，小儿、孕妇及吐血虚损人半丸。服药后忌食生冷面食。

发汗散 此路途救急神方，专治一切感冒风寒，行旅之人如能备带，随时施救，功德莫大。

绿豆粉 麻黄（去根节） 甘草各等份，为极细末，用无根水半茶杯，调服一钱，即时汗出自愈。

（庚生按：此古方诸葛解甲散也，加入甘草一味，更为妥善。惟服叫须量强弱加减，壮者钱半，次者一钱，十岁以下用五六分，不用盖被，其汗立出，然不及椒杏丸方，尤为平和。方列后：杏仁三十一粒　白胡椒三十一粒　共捣为末，生姜汁为丸，握手心中，一时自然汗出，伤寒用此于虚损人尤宜。）

松梅丸

健阳补中，强筋润肌，大能益人。

用松脂以长流水，桑柴火煮、拔三次，再以桑灰淋汁煮七次、扯拔七次，再以好酒煮二次，仍用长流水煮二次，以色白味不苦为度。每一斤入熟地黄末十两，乌梅末六两，蜜丸如梧子大，每服二三钱，空心，盐米汤下。

仙桃丸

治手足麻痹，或瘫痪疼痛，腰膝痹痛，或打扑伤损，闪胁痛不可忍。

生川乌（不去皮）四两　　五灵脂四两　　威灵仙五两

洗晒为末，酒糊丸如梧子大，每服七丸至十丸，盐汤下，忌饮茶，此药常服，其效如神。

（庚生按：此即古方乌龙丹，以威灵仙易麝香耳。风痹诸症虚实参半，不可不慎，如治跌扑伤闪，及有风邪有瘀血者为宜，然亦不可多服久服。）

兑金丸　有黑白两种药共十四两。

白丑黄者二两（去壳磨极细末）　大黄二两　川连三钱　雄黄二两　胆星五钱　神曲五钱　黑丑黑者二两（去壳磨极细末）　蝦蟇（极大者用一具）须要黄者用银罐入内，用油盏盖住，铁丝扎好，外用炭火煅出黑烟至黄烟为度，放地上冷透出火毒，劈开如墨黑者、良如小者用两具。五月五日午时煅青黛二两　石膏一两　滑石一两　胡连三钱　神曲五钱　上二种。凡药俱用生研水法为丸如米粞大，每岁各一丸匀服，早晚每进一次。

余粮丸　治肿胀并脱力劳伤。

皂矾八两（用红醋二茶杯煅至红色，放地上出火毒）　余粮石四两（醋煅七次）　砂仁四钱（姜汁炒）　白豆蔻四钱（炒）　厚朴四钱（炒）　广皮三钱　干漆一两（炒，以烟尽为度）　白芷二钱　铁梗茵陈五钱　海金沙一钱　川贝二钱　益母草一钱　广木香二钱地骨皮^{二钱} 各为细末，以黑枣捣烂为丸。如缓症日服十分，夜服八分；重症每服二三钱，以好酒下之。此方并治男妇翻胃、噎膈、腹痛，小儿喜吃泥土、生米等物，及积年黄疸诸症。极重者服至六两必能全愈，孕妇忌服。此药服后终生忌食河豚、荞麦（虚损之人忌用）。

八仙丹 治小儿百病。此方以巴霜为君，体质热者勿服。

巴霜^{一钱} 朱砂^{五分} 郁金^{五分} 乳香^{二分} 没药^{三分} 沉香^{五分} 木香^{四分} 雄黄^{六分} 上药为末，滴水为丸，如粟米大，每服二三丸。惊痫抽搐赤金汤下，潮热变蒸灯心汤下，伤风伤寒姜汤下，痰涎壅塞姜汁竹沥汤下，食积肚痛山楂麦芽汤下，痢疾泄泻姜汁冲开水下。

花蕊石散 治一切金刃箭镞伤，及打扑伤损、狗咬至死者，急以后药掺伤处，其血化为黄水，再掺便活，更不疼痛。如内损血入脏腑，煎童便入酒少许，热调后药一钱，服之立效。牲畜抵伤肠出不损者，急纳入，用桑皮线缝之，掺药血止立活。妇人产后败血不尽，血晕，恶血奔心，胎死腹中，胎衣不下致死，但心头温暖者，急以童便调服一钱，取下恶物如猪肝，终身不患血风血气。若膈上有血化为黄水，即时吐出，或随小便出甚效。

硫黄_{四两} 蕊石_{一两} 并为末拌匀，用瓦罐盛之，泥封口焙干，安四方砖上，书八卦五行字，用炭十六两簇匝，从巳午时自下生火，煅至炭消，冷定，取出，为细末，瓷瓶收用。

三黄丸

疗男子五劳七伤，消渴不生肌肉，妇人带下，手足寒热，泻五脏火。

春三月黄芩_{四两} 大黄_{三两} 川连_{四两} 夏三月黄芩_{六两} 大黄_{一两} 川连_{七两} 秋三月黄芩_{六两} 大黄_{三两} 川连_{一两} 冬三月黄芩_{三两} 大黄_{五两} 川连_{二两} 三物随时合捣，下筛，蜜丸乌头大，米饮，每服五丸，日三，不知，增至七丸。服一月病愈。久服走及奔马，人用有验，忌猪肉。

紫阳真君塞鼻丹 沉香乳没四味香，牙皂草拨大良姜。官桂细辛各等份，巴豆川乌好麝香。又加雄黄朱砂等，血蝎硇砂共裹勒。丸作一粒指头大，呼吸鼻气病离床。心疼肚痛塞鼻孔，鼓胀少气不须。，水泻痢疾世间住，牙痛见了笑一场。赤白痢下俱痊可，浑身疼痛即安康。紫阳真君无虚语，妙药传世普八方。若将一粒随身带，途中百病亦无妨。

神仙太乙膏 治一切痈疽，疮毒已、未成溃者。如治发背，先以温水洗净，软绢拭干，将膏用红布摊贴。如治瘰疬，用盐汤洗净摊贴。风赤眼，捏作小饼贴太阳穴。腰膝疼痛贴患处。妇人经脉不通、腹痛，贴脐口。一切疥疮，用麻油煎滚和膏涂之。虎犬蛇蝎伤，刀斧伤，亦贴患处。

元参一两　白芷一两　当归一两　赤芍一两　肉桂一两　大黄一两　生地一两　麻油二斤　入铜

锅内煎至黑，滤去渣，入黄丹十二两，再煎成滴水，手捻软硬得中，即成膏矣。肿毒跌扑疼痛，加乳香没药。煎油时，应加槐、桃、桑、柳嫩枝各一两。

（附：制丹法　黄丹先炒紫色，倾入缸内，用滚水一桶泡之，再汲凉水满缸，用棒常搅，浸一宿，去水再炒，如前二次，研合极细，用甘草二两，薄荷、防风、红花各五钱同煎，收干尤妙。）

人龙丸

人龙二十一条　熟地五钱（蒸透）　川连六分（炒研末）
莱菔子一钱五分（研末）　大红枣三十枚　藕粉一两
五钱　上药先将人龙用真童便洗净，勿破，用阴阳瓦焙干研末，红枣于饭锅上蒸熟去皮核，将人龙、川连、莱菔子、藕粉共研细末，以熟地、红枣同捣烂，糊丸如梧子大，初服七丸，开水吞下，逐日加二丸，加至念一丸止，不得再加。一料服毕，诸病自愈（按：此方见毛达可《济世养生集》，屡用获效方也。）

截药内治门

通真子救苦丹　治大人小儿感冒伤寒。

麻黄四两（去根节洗净晒干，研极细末温水浸，用细布取汁，余渣再捣再浸取汁，必要洁净细腻为上）　甘草四两（炙，去皮净研极细末，以凉水浸，照前取汁）　升麻一两（微炒，研极细末，凉水浸，照前取汁）　朱砂一两五钱（研极细，水飞）　雄黄一两五钱（研极细，水飞）　柴胡一两（去芦，研细末，温水浸，取汁）　细辛五钱（研极细末，温水浸，取汁）　当归二两（研极细末，温水浸，取汁）　人参一两（去芦，净研细末，温酒浸，取汁）　枳实五钱（去芦，研细末，温水浸，取汁）　春夏加石膏五钱（水飞）　秋冬加枝皮五钱（研极细末，温水浸，取汁）　此药体有厚薄，味有清浊，故用水温凉而多寡不同，各味浸透浓酽，精细共合一处，细罗再滤三五遍，阴干研，醋糊为丸黍米大，每服一丸。雄黄五分研极细，新汲水半盏调雄黄，连药送下，用厚被盖，暖处香烧三寸，汗出即愈。重者二丸即效。制药用庚申甲子日净室中，莫令鸡犬妇人见之。

半分散 治伤寒头痛，身痛，发热，恶寒无汗。

雄黄南星半夏，川乌草乌朱砂，再加一味号天麻，姜葱酒调送下。伤寒无汗被盖之，万两黄金无价。上药共为末，每服半分，出汗如神。

治伤寒结胸

瓜蒌一枚（捶碎） 入甘草一钱 同煎服之。食结在胸，非大黄、芒硝、枳壳、槟榔、厚朴之类所能祛逐，必得瓜蒌，始得陷之。入于脾中，尤恐其过于泄也，少加甘草以留之，且得甘草之和，不至十分推荡。此变症而用变法，胜于用正也。

拿疟

黄丹五钱（生用） 白明矾三钱（生用） 胡椒一钱五分（为末） 麝香半分 上药各为末。临发时对太阳坐定，将好米醋调药，男左女右敷于手掌心，外加绢帕紧扎，待药力热方可行走，以出汗为度。如阴天则以火炉烘脚。此药一料能治三人，年老身弱畏服药者，以此治之。

宣木散　专散肝木中之火，肝火既达，则诸经之火尽散。

白芍三钱　柴胡二钱　丹皮二钱　元参三钱　麦冬三钱　荆芥三钱　生地三钱　栀子三钱（炒）防风一钱　天花粉二钱　水煎服。

升阴阳　李东垣制补中益气汤，凡阳虚下陷者用以升提，而阴虚下陷者不及焉增之。凡阴虚脾泄，岁久不止，或食而不能化，或化为溏泄，以此方主治（方失载）。

辟瘟丹

苍术为君须加倍用，其余羌活、独活、白芷、香附、大黄、甘松、山奈、赤箭、雄黄各等份，为细末，面糊丸如弹子大。黄丹为衣，晒干，焚之，可辟时气。

截头风 治偏正头风，百药不效，一服便愈，此天下第一方也。

香白芷二两五钱（炒） 川芎（炒）一两 甘草（炒）一两 川乌头（半生半熟）一两 上药为末，每服一钱，细茶薄荷汤调下（薄荷不得过分）。

治头痛 兼治脑疼。

川芎一两 沙参一两 蔓荆子二钱 细辛五分 水两碗煎八分，加黄酒半碗调匀，早晨服之。一剂之后，永不复发。

鹤顶丹 治痰气结胸，不问阴阳虚实，较胜陷胸、泻心等药。

银朱五钱 明矾一两 同研，以熨斗盛火。以瓦盛药，熔化，急刮下搓丸。每服一钱，细茶入姜汁少许，服之。心上隐隐有声，结胸自散，不动脏腑，不伤真气。明矾化痰，银朱破积故也。

痰火神方

牛黄一两 朱砂一两 冰片五厘 将蝦蟆取胆，

和前四味微末碾细，将病人舌尖刺破，用药点上，其痰即时下行。

时行痰嗽　致面目浮肿，终夕不寐。

蚌粉少加青黛，用淡薑水滴麻油数点，调服三钱。

（庚生按：此即古方蛤蜊散之类，然用不得法，每易作呕，致药难下咽，不如用蛤蜊散为便。方用蛤蜊壳三四两，洗净炭火煅焙，不可过性，以烧出气味炸响为度，取出放地上出火毒，研细收存。如遇痰火喘嗽之症，取意两分为三服，少吃晚饭，先用稀面和调，捏成丸如黄豆大，用开水将丸两三口吞下，旋丸旋吞，不可放干，药才下咽，痰即下行。此神方也。）

保灵丹　治虫蛊诸毒，并解一切药毒。

大山豆根五钱　雄黄一两　朱砂一两（研细）　黄药子二钱五分　黄丹二钱五分　麝香二钱五分　斑蝥（去头足）二钱五分　糯米半升（炒黄）　川巴豆（肥者取肉不去油）二钱五分　续随子（生杵研末）二钱五分　赤蜈蚣二条（一生一炙）　上药入乳钵研细末和匀，端午、重阳、腊日修合，宜避妇人及鸡犬，用糯米汤和丸如龙眼核大，阴干，瓷瓶收贮。每用一丸，细茶吞服，不得嚼破，须臾毒物即下。药丸凝血并下，以水洗净仍可用，每丸可拯三人。

交感丹　治一切名利失意，抑郁烦恼，七情所伤，不思饮食，面黄形羸，胸膈诸症，极有神效。

香附二斤（用瓦器炒，令黄色，取净末一斤）　茯神（去皮）四两　上为细末，蜜丸如弹子大。每服一丸，空心细嚼，白滚汤或降气汤下。

（附：降气汤方　香附五钱，如前法制，加茯神二两、炙甘草一两五钱，为末，点沸汤服前药。）

（庚生按：此方《医书汇参》中有之，香附用壹斤，以长流水浸三日，擦去毛，以姜汁、童便、陈酒、米醋四物，各炒一次焙干，加茯神四两，研细末和匀，蜜丸如弹子大。香附不可近铁器。以上两药分量既配，制法亦佳，较胜于前方也。）

降气汤　虚阳上攻，气不升降，上盛下虚，痰涎壅盛。

苏子一钱五分　厚朴一钱　陈皮一钱　半夏一钱

官桂一钱　　前胡一钱　　甘草五分　　水二盅，姜三片，前服。

治尸厥　凡见鬼者兼治之。

苍术三两（切片）　　水六碗煎成三碗，灌之，吐后即愈。

独步散　治心脾气痛。凡人胸膛软处痛者，由于气与寒结，或致终身子母相传，俗名心气痛，其实非也。乃胃脘有滞，以此治之立愈。

香附（米醋浸略炒为末）　　高良姜（酒洗七次略炒）　　俱各封收。因寒者，姜二钱，附一钱。因气者，附二钱，姜一钱。因气与寒者，各等份，和匀，熟米汤入姜汁一匙，盐一捻，调服立止。不过七八次可除根矣。

膈气暂开关方

荔枝一个（去核），将蜒蚰一条放在荔枝肉内，加冰片三四厘掺在蜒蚰上，即将荔枝肉裹好，仍放在壳内扎紧，令病人含在口内。有冷涎水渗出，可徐徐咽下，俟一时许蜒蚰已化，无水渗出，令病人连壳吐出。只服一次可以立进饮食，但不可令病人知之，恐其嫌秽不肯下咽也。

（庚生按：膈症乃情志之病，治疗甚难。予尝以启膈散治愈数人，因录方于下：北沙参三钱　南沙参三钱　川贝母二钱　茯苓一钱五分　砂仁壳五分　广郁金五分　荷叶蒂二枚　杵头糠一钱　水煎频服甚效，或加丹参一钱五分亦可。

（又方　用陈年竹蒸架劈炙为末，加金针菜十条煎服，治酒膈尤验。）

（又方　初生小鼠新瓦上焙干为末，陈酒冲服立效。）

起废神丹　治痿症久不效，服之神效。

麦冬半斤　熟地一斤　元参七两　五味子一两　水二十碗煎成六碗，早晨服三碗，下午服二碗，夜半服一碗，一连二日必能起坐。后改用熟地八两　元参三两　五味子三钱　山茱萸四钱　牛膝一两　水十碗煎二碗，早晨服一碗，晚服一碗，十日即能行步，一月之后平复如旧矣。

坎离丸 此药取一生水地二生火之意，药虽轻而功用极大，久服必可取效。先贤干道之药，无出于此。最能生精益血，升水降火，治虚损心验。

全当归四两（用好酒浸洗三日，晒干锉碎） 川芎四两（拣极大者用水洗净锉碎） 白芍四两（温水洗净锉碎，用好酒浸一日，晒干炒赤） 熟地黄八两（淮庆者佳。四两用砂仁，四两用白茯苓同入绢袋，用好酒二壶煮干，只用地黄） 厚黄柏八两（去皮，二两盐水浸，二两酒浸，二两人乳浸，二两蜜浸，俱晒干炒赤） 知母四两（去毛，制与黄柏同） 上六味和匀，平铺三四分厚，夜露日晒三日夜，以收天地日月之精华，研细末，用真冬密一斤八两，加水半碗，共炼至滴水成珠，再加水一碗煎一滚，和前药丸桐子大，每服八九十丸，空心盐汤下，冬用温酒下。

元德膏 治闻雷即昏晕不省人事，此气怯也。

人参二两 当归二两 麦冬二两 五味子五钱 用水一斗煎至二升，合熬成膏。每服三匙，白滚汤调服，尽一斤，闻雷自若。

解恶仙丹　治中恶中痰。

　　人参三钱　茯苓五钱　天南星三钱　附子一钱
　　虚损人加人参，水煎服，即苏（按：中恶中
　　痰，有宜用苏合丸、牛黄清心丸等药者，此方
　　即忌用）。

治老人不寐

　　六味地黄丸一料　加麦冬四两　炒枣仁五两　黄
　　连三钱　肉桂五钱　当归三两　白芍五钱　甘菊
　　花三两　白芥子二两　各为末，蜜丸。每日饭
　　前用白滚水送服五钱。老年人服至百岁，精力
　　愈健。

安寐丹　治怔忡不寐等症。

　　人参三钱　丹参二钱　麦冬三钱　甘草一钱　茯
　　神三钱　生枣仁五钱　熟枣仁五钱　菖蒲一钱
　　当归三钱　五味子一钱　水煎服。

泻火汤　治各经之火。

　　栀子三钱　白芍五钱　甘草一钱　丹皮三钱　元

参三钱　水煎服。心火加黄连一钱，肺火加黄芩一钱，胃火加石膏一钱，肾火加知母一钱、黄柏一钱，大肠火加地榆一钱，小肠火加天冬、麦冬各三钱，膀胱火加泽泻三钱。

鬼毒风气

独头蒜一枚和雄黄、杏仁研为丸，空心吞服三丸，静坐，少时即愈。

截酒积

治饮酒过度头眩，恶心呕吐及酒积停于胃间，遇饮即吐，久而成癖。

雄黄（皂角子大）六个　巴豆（连皮油）十五个　蝎梢十五个　同研，入白面五两半，滴水丸豌豆大，将干，入面内炒香，将一粒放水中试之，浮则取起收之，每服二丸，温酒下。

灵宝化积膏　治积滞。

巴豆仁一百粒　蓖麻仁一百粒　五灵脂四两　阿魏一两（醋煮化）　当归一两　两头尖五钱　穿山甲五钱　乳香（去油）五钱　没药（去油）五钱　麝

香三分　松香一斤半　芝麻油五两　除乳香、没药、麝香、松香、阿魏之外，余药俱切片浸油内三日，用砂锅煎药至焦黑色，去滓，入松香煎一饭时，再入乳香、没药、麝香、阿魏。然后取起入水中抽洗，以金黄色为度。煎时以桃、柳枝用手搅匀勿令枯，用狗皮摊贴患处，每日以热袜底熨，令药气深入为妙。

（庚生按：两头尖并非雄鼠粪，别有是药，非草非木，形类鼠矢而稍大，味辛微苦，出关东等处。或云是虫食树滋所化，或云草木所结之子。近时药肆固不知此物，而医家亦鲜不以为雄鼠粪矣。）

烧针丸　此药清镇，专主吐逆。

黄丹不拘多少研细，加去皮小红枣肉捣，和丸如茨实大。每用针签于灯上烧烟，令病人闭户嗅之，再用人乳汁吞服一丸。

郁夳散　治山野人好啮虫，腹中生长遂成虫症，久则不治。

用败梳、败篦各一枚，各破作二份，以一份烧灰，以一份用水五升煮成一升，调服即下。

截癫 治失心癫狂，其效如神。

真郁金七两　明矾三两　为末，和丸如梧子大，每服五十丸，白滚汤下。有妇人癫狂十年，有人授此方，初服心胸有物脱去，神气洒然，再服而苏。此惊忧痰血，络聚心窍所致。郁金入心去恶血，明矾化顽痰故也。

回癫汤 治羊癫症，忽然卧倒作羊马之声，口中吐痰如涌。痰迷心窍，因寒而成，感寒则发也。一剂即愈，永不再发。

人参三钱　白术一两　茯神五钱　山药三钱　苡仁五钱　肉桂一钱　附子一钱　半夏三钱　水煎服。此症得之小儿之时居多，内伤脾胃，外感风寒，结在胸膈之中，所以遇风寒便发。今纯用补正之药，不尽祛痰，转能去其病根也。若作风痰治之，虽亦奏效，终不能一剂而不再发。

收呆至神汤　呆病郁抑不舒，愤怒而成者有之，羞恚而成者有之。

人参一两　柴胡一两　当归一两　白芍四两　半夏一两　甘草五钱　生枣仁一两　天南星五钱　附子一钱　菖蒲一两　神曲五钱　茯苓三两　郁金五钱　水十碗煎成一碗灌之。彼不肯饮，以一人执其头发，两手握其左右手，以一人托住下颏，一人将羊角去尖插入其口，将药倾入羊角内灌之，倘或吐出不妨再灌，以灌完为妙。彼必詈骂，少顷愈困欲睡，听其自醒，万万不可惊动，务令自醒则全愈，惊醒则半愈矣。

逐呆仙丹　呆并不如痴，默默不言，悠悠如失意，欲颠而不能，心欲狂而不敢，有时睡数日不醒，有时坐数日不眠，有时将己身衣服密密缝完，有时将他人物件深深藏掩，与人言则无语，而神游背人言则低声而泣诉，与之食则厌薄而不吞，不与食则吞炭而若快。此等症皆由痰气结成，若以寻常二陈汤治之，岂能获效耶？

人参一两　茯神三两　半夏五钱　白芥子一两　附子三钱　白薇三钱　菟丝子一两　丹砂三钱（研末）先将各药煎汤，调入丹砂末，令先服半碗，彼不肯服，以炭给之，必欣然服矣。又给之又服半碗，然后听其自便，彼必倦怠欲卧矣。乘其睡熟，将其衣服被褥尽行火化，单留身上所服之衣，另用新被盖之，切不可惊醒。此一睡有至数日者，醒来必觅衣，而衣无觅被，被无彼必大哭，然后又与前药一剂，彼不肯服，即给之以炭亦不肯矣，不妨以鞭责之，动其怒气，用有力之人将药执而灌之，彼必大怒，既而又睡去矣。此时必须预备新鲜衣服被褥等项，俟其半日即醒，心中恍然如悟，必又大哭，而病痊愈矣。

启迷奇效汤　治癫痫经年不愈者。

人参一两　南星三钱　鬼箭三钱　半夏二钱　附子一钱　肉桂一钱　柴胡三钱　白芍三钱　菖蒲二钱　丹砂末二钱　先将上药煎二碗分作二服，将丹砂一半调入药中，与病人服之，彼不肯服即以炭给之，彼必欣然服之。如索炭，不妨与之第二服，亦如前法则彼不若前之欣然矣，令人急灌之，不听不妨打骂以动其怒气，怒则肝木火起，反能去痰矣。

启迷丹 治发厥口不能言，眼闭手撒，喉中作酣声，痰气甚盛，有一日即死者，有二三日而死者，因素有痰气而发也。

生半夏五钱　菖蒲二钱　菟丝子一两　甘草三分
茯神三钱　皂荚一钱　人参五钱　生姜一钱　煎服。

起痰神方

元参一两　熟地三两　麦冬四两　山茱萸一两
沙参三两　五味子五钱　煎服

摩腰丹 治寒湿腰痛。

附子尖一钱　乌头尖一钱　南星一钱　朱砂一钱
干姜一钱，雄黄五分　樟脑五分　丁香五分　麝香五分　上为末，蜜丸如龙眼大，每次一丸，用姜汁化开如厚粥烘热，置掌中摩腰上令尽。

粘着肉烘，绵布缚定，腰热如火方妙。间三日用一丸，或加荜茇、肉桂尤效。

贴腰膏 治腰痛。

生姜一斤，捣汁四两　水胶一两　同煎成膏，厚纸摊贴腰眼甚效。

威喜丸 治男子阳虚精气不足，小便白浊，余淋常流，梦寐多惊，频频遗泄，妇人白浊白带等症。

黄蜡四两　白茯苓四两（去皮切块，用猪苓二两于器内同煮二十余沸，取出日晒，将猪苓拣出不用）　以茯苓末溶黄蜡丸弹子大，每服一丸，空心细嚼，津液咽下，以小便清为度。忌米醋等物，尤忌怒气，劳力并色欲等事。

截臌 治水臌气臌。

火黑鱼一尾重七八两，去鳞甲，将肚皮破开去肠，入好黑矾五分、松萝茶三钱，男子用蒜八瓣女七瓣，共入鱼腹内，盛瓷器中蒸熟，令病人吃鱼，能连茶蒜吃更妙。药从头上吃起，病从头上消起。从尾巴吃起，即从脚上消起，立效。

（庚生按：水臌之症，西人谓为吸液管病是也。盖饮食入胃，胃及生津以化之，既化之后，即有众液管吸其精以生血，吸其粗以润骨，以入肾而达溺囊为溺。吸管一病血不生，溺不行而成胀矣。予常推其理以用药，每于治胀药中佐以行血通络之品，往往获效。胃中之津西人谓之啤先，其质如乳。色白味酸，化学家核之，谓有盐强水在内，宜其化运之速也。）

（又 武林邵氏传一单方，以治气臌、水臌神效非凡。惟修制非易，好善者预为修合，济人功德无量。方用大西瓜一枚 阳春砂仁四两 独头蒜四十九枚 先将西瓜蒂边开一孔，挖出瓜瓤，只留沿皮无子者，将砂仁及蒜装入，仍用蒂盖好，用酒坛泥以陈酒化开，涂于瓜上，令遍约厚一寸为度，即于泥地上挖一小坑，用砖将瓜阁空，以炭火煅之，须四周均灼，约煅半日，熄火，待其自冷，次日打开，取出瓜、炭及药研细，瓷瓶贮之。每服二三钱，丝瓜络二钱煎汤调服，忌盐一月，百发百中，洵奇方也。每煅一瓜，约用炭二十斤为准。）

（又方　白茅根一两　赤小豆一两　煎汁频饮，溺畅胀消。）

（又方　雄猪肝一枚　入蟾酥一只　白胡椒（每岁一粒，按病人年岁为度，圈图装入肚内）　砂仁二钱（同蟾蜍肚内）　用线扎紧肚口，以黄酒煮，化去蟾药，只食肚及酒，自愈。）

蛊臌　小腹作痛，四肢浮肿，面色带红点，如蛊蚀之象，眼下无卧蚕，有溦肿之形，此是蛊臌也。

雷丸三钱　当归一两　鳖甲一两（醋炙）　地栗粉二两（鲜者取汁一茶瓯）　神曲三钱　茯苓三钱　车前子五钱　白矾三钱　水煎服。

血臌　跌闪而血瘀不散，或恍郁而结血不行，或风邪而血蓄不达，遂致因遁时日，留在腹中，致成血臌。饮食入胃不变精血，反去助邪，久则胀，胀则臌矣。

水蛭三钱（炒黑。大约一两炒黑取末用三钱）　当归二两　雷丸三钱　红花三钱　枳实三钱　白芍三钱　牛膝三钱　桃仁四十粒（去皮尖捣碎）　煎服。服后下血斗余，再服，血尽自愈。

（庚生按：此方水蛭一味太觉猛峻，且此物虽经煅
研，见水复活。患臌之人正气必虚，脏腑必弱，如果
贻害岂非大患？不若改用夜明砂为妥。蚊之吮血不减
蛭虫，夜明砂乃食蚊而化者也，本草称其能下死胎，
则其能攻蓄血明矣。）

分水丹　治水泻。

白术一两　车前子五钱　煎汤服之。

疝气神方　其病觉气逆上冲，如有物筑塞心脏，危殆

欲死，手足必冷。服此方三四剂，即可除根。

硫黄（火中溶化即投水中，去毒研细）　荔枝核（炒黄为末）

陈皮各等份　上为末，饭丸如桐子大，每服十
四丸，酒下，其痛立止。如疼甚不能支持，即
减用六丸，不可多。

千金不传韦氏方　治疝气及肾大如斗，日三服病除。

八角大茴香二两　青皮二两　荔枝核二两　炒黄
色烟尽为度，置土上以碗复之，少时取出研
末，每服二钱，无灰酒下，清晨、午后、临睡
各一服。

去铃丸　治脾胃虚弱、小肠疝气。

> 大茴香—两　生姜（连皮）四两　同入瓦器内淹
> 一周时，慢火炒之，入盐一两为末，丸梧桐子
> 大，每服三五十丸，空心盐酒下。

腹内龟病　诗云：人间龟病不堪言，肚里生成硬似
> 砖，自死僵蚕白马尿，不过时刻软如
> 绵。神效。

返魂丹　治五色诸痢。

> 零陵香草去根，以盐酒浸半月炒干，每两入广
> 木香一钱五分为末，里急腹痛者，用冷水服一
> 钱五分，俟大泻四次，用热米汤服一钱五分即
> 止，忌食生冷。

铁刷丸　治一切痢下初起，服之如神。

> 百草霜三钱　金墨一钱　半夏七分　巴豆（煮十四
> 粒研匀）　黄蜡三钱　同香油化开，和成剂量大
> 小，每服三五丸，或四五十丸，姜汤下（按：
> 此方如热症忌用）。

截泻丸 治一切久泻，诸药无效，服此自愈。

黄丹（飞过）一两　枯矾一两　黄蜡一两　石榴皮（炒）八钱　将蜡溶化小铜杓内，再以丹矾等三味研细末投入，乘热为丸如绿豆大，空心服五丸，红痢清茶下，白痢姜汤下。

宁和堂暖脐膏 治水泻白痢，神效，孕妇忌贴。

香油一斤（或用麻油）　生姜一斤（切片）　黄丹半斤（飞过，熬膏摊布贴脐上），或用红药丸。

（附：红药丸　方硫黄三钱　母丁香一钱　麝香三分加独头蒜数枚捣如泥，再入前三味研匀，和丸如桐子大，以飞过朱砂为衣。）

（又方　母丁香四粒　土木鳖一个　麝香一分　研末，唾液为丸如芡实大，纳脐中，外用膏药贴之。治小儿痢尤验。）

（庚生按：此方治夏秋霍乱、转筋及一切受寒腹痛，极效。予尝以红药丸方加肉桂一钱为散，每用二三分置脐眼上，用寻常膏药盖之。其症之重者，更以艾火安于膏药面上灸之，或以热茶壶熨之，神效非常。）

截水肿　遍身浮肿，以手按之仍起者。

葶苈四两（炒）　为末，以红枣肉为丸，如梧子大，每服十五丸，桑皮汤下，日三服，试之立验。或用西瓜烧灰为散，服之亦效。

截黄　治脾积黄肿。

青矾四两（煅成赤珠子）　当归四两（酒醇浸七日，焙）

百草霜三两（为末以浸药酒）　打糊丸如梧子大，每服五丸至七丸，温汤下。一月后黄去病愈，此方已祖传七世矣。

截痢

木鳖仁六个（研泥，分作二份）　面烧饼一个（切作两半）

只用半饼作一窍，纳药在内，乘热覆在病人脐上。一时再换半个热饼，其痢即止，遂思饮食。

加味绿矾丸　治大小男妇黄疸病。

皂矾八两（用面一斤和作饼，入皂矾在内，火煨以焦为度）

苍术八两　厚朴（姜汁炒）八两　陈皮八两　甘

草八两，川椒十两（去目炒）　上为末，用红枣三斤煮熟去皮核，胡桃三斤去壳，同捣烂和药丸桐子大。每服七八十丸，用温酒吞服。初服时觉药味甘美，服至病将愈便觉药臭矣。大率药四两可治一人。

贴目取翳

鹅不食草（捣汁熬膏）一两　炉甘石三钱（火煅，童便淬三次）　旧白瓷器末一钱五分　熊胆二钱　硇砂少许　为极细末，镕成膏，点翳上，越宿取下，用黄连、黄柏煎汤洗净。如仍有翳，再点一次。

治泪眼

鲫鱼胆七个　人乳一盏　和匀，饭锅上蒸一二次，点眼，其泪自收。

仿西洋眼药

猪苦胆取汁，东丹拌匀，加冰片、青黛各少许，搓成条子，能于盘中分墨，市中卖者用此。

二百味花草膏　治目疾面上赤色，两眼流泪，或痛或痒，昼不能视物，夜不能见灯，名为烂弦风。

羯羊胆去其中脂而满填好蜜，拌匀蒸之，候干，即入钵细研为膏，点之。以蜂采百花、羊食百草故名。

截障　治眼中瞽肉。

蛇蜕一条约三钱（炒黄色，不可焦黑）　绿豆三合（炒）

砂糖一碗　共煎七分，服之立愈。病二三年者，两服亦愈。

（庚生按：蛇蜕须用麻油炒，并择乌梢及菜花蛇为佳，每条约重三钱最妙，须慎择洗净，余恐有毒。予尝以二三眠蚕蜕，治障瞀极效，胜用蛇蜕也。）

开聋

小蝎四十九个　生姜（如蝎大）四十九片　同炒，以姜干为度，研末，温酒冲服，过一二时辰，再进一服，至醉不妨，次日耳中如闻笙簧即愈。肾虚者二服亦愈。

（庚生按：此方用蝎至四十九枚，过于猛峻，切宜慎用。）

耳聋开窍奇方

活鲤鱼一尾不拘大小，劈开取脑髓在饭锅上蒸出油，用茶匙挑滴入耳内数次，自然开窍后服补剂以收全功。

［附：补药方　破故纸一斤　黑芝麻一斤　童便一斤火酒二斤　上药四味同煮干，取出晒燥，再将黑芝麻以老米醋打糊为丸如绿豆大，每服二钱，用杜仲三钱（去丝炒），知母一钱五分煎汤吞服。］

（庚生按：此方用鱼一尾取脑蒸油，予屡试不得其法，不破开亦不能出油，或别有制法耶俟？）

通耳神丹

鼠胆一枚　龙齿一分　冰片一分　麝香一分　朱砂一分　乳香一分　樟脑半分　上药各研细末，用人乳为丸如桐子大，外用丝绵裹之，塞耳深处至不可受而止塞，三日取出，耳聪永不再聋。

（庚生按：鼠胆，别本用鼠脑较胜。盖鼠胆最小，极不易得，不如用脑为良。）

喉风闭塞

　　腊月初　取猪胆，不拘大小五六枚，用黄连、青黛、薄荷、僵蚕、白矾、朴硝各五钱，装入胆内，用青纸包好，掘地方、深各一尺，悬胆在内，用物遮盖，不见风日。候至立春日取出，待风吹去胆皮、青纸，研细末，用蜜收贮，每吹少许即验。

　　（庚生按：喉症不一，为害最速，予每以异功丹治之，无不立效，真神方也。）

　　[附：异功丹方　斑蝥（去翅足）四钱　糯米（炒黄）　血竭六分　没药六分　乳香六分　全蝎六分　元参六分　麝香三分　冰片三分　共研细末，瓷瓶收贮，弗令泄气。用时以寻常膏药一张，取药末如黄豆大贴喉外，紧对痛处，阅二三时揭去，即起泡，用银针挑出黄水，如黑色或深黄色，再用膏药及药末贴于泡之左右，仍照前挑，看以出淡黄水为度。不论喉蛾、喉风、喉痹，一切均可用，惟孕妇忌之。]

吹喉药　治急缠喉风、乳蛾、喉痹。

　　白矾三钱　巴豆五粒（去壳）　用铁勺将矾化开，投豆在内，俟矾干，取出巴豆，将矾收贮，遇喉痛者，以芦管吹之。此方神验异常，不可忽视。

黑龙膏 治九种喉痹：急喉痹，缠喉风，结喉烂，遁虫，虫蝶，重舌，木舌，飞丝入口。

大皂角四十梃切碎，用水三斗浸一夜，煎至一斗半；入人参末五钱，甘草末一两，煎至五升，去渣，入无灰酒一升，釜煤二匕，煎如饧，入瓶封埋地中一夜，每温汤送服一匙，或扫入喉内，以恶涎吐尽为度，后含甘草片少许。

冰梅丸 治喉痹十八种俱效。

天南星（鲜者二十五个切片）　半夏（五十个鲜者佳切碎）

皂角（去弦净四两）　　白矾四两　　白盐四两　　防风四两　朴硝四两　桔梗二两　拣七分熟梅子一百个，先将硝盐水浸一周时，然后将各药碾碎，入水拌匀，再将梅子置水中，其水须透过梅子三指，浸七日，取出晒干，又入水中浸透晒干，以药水干为度。将梅子收入瓷器密封之，有霜衣起愈妙。用时以白棉裹噙口内，令津液徐徐咽下，痰出立愈。一梅可治三人，不可轻弃。此方极有验，屡试屡效。

中分散　治惊风定搐。

螳螂一个　蜥蜴一条　赤足蜈蚣一条　各中分之，随左右，研末，男左女右，以一匙吹鼻内搐之，右即右定，左即左定。

仙传急风散　治中风中痰，服之立效。

生石膏十两　辰砂五钱　上药共研细末，和匀，大人每服三钱；小儿一岁至三岁一钱，四岁至七岁一钱伍五分，八岁至十二岁二钱，十三岁至十六岁二钱五分。用生蜜汤调服，亦屡试屡验。

[庚生按：此方见于《鸡鸣录》，治痰热痉厥（即急惊风），如治大人痰厥类中，则须每服叁伍钱，亦用生蜜调服，无不验者。]

神穴丹　治惊风痫疯。

煅紫色蛇黄四两　猪屎二两（以泥固煅过）　铁

粉一两　朱砂五钱　麝香一钱　共为末，糯米粉糊丸如芡实大，漆盘晒干，细看每丸有一小孔，故名神穴。每服壹丸，薄荷酒冲服立苏，如疳热冷水调服。

陈氏神效小红丸

治小儿一切咳嗽，惊痫，发搐，发热，齁喘，痰涎上壅，痰厥猝倒等症。

全蝎一两（去刺净炒）　南星一两　朱砂四钱五分　珠子一钱，巴豆霜（去油净炒）二钱五分　上为细末，糯米糊为丸如菜子大，周岁者每服五十丸，二周者百丸，看小儿大小壮实，用灯心煎汤送服。此吴中陈氏治急惊风秘方也。

稀痘丹

赤豆一两　黑豆一两　粉草一两　上为细末，用竹筒刮去皮，两头留节，一头凿一孔，以药末入筒内，以杉木砧塞紧，黄蜡封固，外以小绳系之，投入腊月厕中满一月即取出，洗净风干，每一两配腊月梅花片三钱和匀，若得雪中梅花落地者不着人手，以针刺取者更妙。儿大者用一钱，小者五分，俱以霜后丝瓜、藤上小丝瓜煎汤，空心调服，汤宜多饮，忌荤腥十二日，解出黑粪为验，一次可稀，三次不出，每年服一次。

梅花丸 治小儿痘疹。此药实能起死回生。

腊月取梅花不计多少阴干有一两　当归一钱五分　茯苓一钱　升麻五分　竹茹八分　甘草三分　用水盅半煎八分，温热时将梅花拌浸一日，取出晒干研末。如男孩病，用雄鸡一只吊起左足，良久将竹枪入鸡喉内取血，调梅花末为丸如绿豆大，滚水吞服二丸，即刻见效。如女孩病，用老雌鸡吊右足取血，照前吞服。此方制好晒干，以磁器收贮，听用万无一失。虽十分危险，但略有微气。用滚水送下立愈，只不宜多服耳。

换痘丹 凡痘密如蚕种，皮毛一片者，服此方其毒便解，能另发一层好痘，可以起死回生。

犀角一两　梅蕊一两　丝瓜灰一两　雄黄一钱

朱砂二钱　滑石一钱　麝香三分　上为末。用麻黄膏丸如芡实大，每服一丸，酒浆化下。

钉胎丸　治频惯堕胎，每三四月即堕者，于受孕两月后服之。

杜仲八两（糯米煎汤浸透炒去丝）　续断二两（酒浸焙干为末）　以山药五六两为末，作糊丸如梧子大，每服五十丸，空心米饮下。

治伤寒　糯米粽无枣者，和滑石末砸成锭，曝干，烧炭，浸酒，去炭热饮之。七日内者即汗，七日外者次日汗。

千金硝石丸　止可磨块，不令困人，须量虚实。

硝石六两　大黄八两　人参三钱　甘草三钱　上为细末，以三年陈苦酒三升置器中，以竹片作准，每酒一升作一刻，先入大黄，不住手搅使微沸，尽一刻，乃下余药，又尽一刻，微火熬便可，丸桐子大，每服三十丸。服后下如鸡肝、米泔赤黑色等物即愈。下后忌风并生冷，宜用稀粥调理。

珍珠滚痰丸　治小儿痰塞心胸，服之立效。

半夏五十粒　巴豆二十粒（去壳）　同半夏煮，待半夏熟烂，取出巴豆，止用半夏烘干为细末，米糊为丸如菜子大，朱砂为衣，晒干，用萝卜汁吞服七丸，大人倍之。

（庚生按：此方治痰极有效。癫痫、痰厥及喉痹之属，有痰者均可用。）

接骨仙桃草　叶如石榴，实如桃子，内有小虫。取

实（连虫用）金橘核　福橘核　草澄茄各等份为末，用砂糖糊丸绿豆大。专治肝气、胃气、小肠疝症，每晚服一钱许。至重者，两服断根。

三阴久疟立止神方

常山苗六钱　乌梅三钱　陈皮二钱　槟榔二钱　制首乌二钱　酒炒归身二钱　法半夏一钱　川桂枝一钱　丁香十粒　生姜二片　红枣五枚　上药在临发前两时辰煎服。或吐或泻，其病自愈。倘一剂未能痊愈，再服一剂，无不立止，真神

方也。

（庚生按：疟疾缠绵，往往致败。古方每用草果、常山以取速效，殊非善法。上元张立侯口传一方：用常山二三两为末，鸭蛋七枚，同药末入砂锅煮极热，病发时取蛋握于手中，冷即更换，仍将握过之蛋再煮再握，俟疟止方住。下次发时，照前煮握，二三次后即可止矣。不伤元气，大可用也。）

（又方　常山一两　黑豆一合　同煮，捡去常山，专食豆，亦效。）

（又方　旱蓬草捶碎，男左女右置手寸口上，以钱压之，用带系定，良久其一小跑，谓之天灸其疟，亦止。）

卷 二

截药外治门

散毒仙丹　治疮疡。

> 银花二两　生甘草一两　当归一两　蒲公英一两
> 黄芩一钱　乳香一钱　上乳香研末，先将银花等
> 五味用水五碗煎成一碗，将乳香末调服，神效。

消毒散　治痈疽疖毒及初生多骨疽。

> 大黄一两　芙蓉叶一两（晒干为末）　麝香三分
> 冰片三分　五倍子一两　藤黄三钱　生矾三钱
> 上药为末，米醋调成如厚糊，涂于多骨疽之四
> 周，中留一穴如豆大，以醋用鹅翎不时扫之，
> 一日夜即内消。若不扫之，虽涂亦无益。其余
> 痈疖亦以此药敷之，极神效。
>
> （庚生按：多骨疽属阴者多，初起往往不疼不痛。此
> 方只宜于痈疖等阳毒，但不可施之阴症，似于多骨疽

不甚相宜。）

阴阳黄 治发背、痈疽、疔疮、恶疖一切无名恶疮肿毒，燃热疼痛，初起未溃者。

锦纹（大黄不拘多少，一半火煨熟，一半生用）　甘草节等份　上为细末，每服一匙，空心温酒调服，以疏利为度。

五毒丹 此方创于疡医公孙知，点一切痈疽，无不神效。

丹砂（养血益心）　雄黄（长肉补脾）　矾石（理脂膏助肺）　磁石（通骨液壮肾）　石胆（治筋滋肝）　上药各等份，入阳城罐，盐泥固济，升炼，取飞霜用。

发背膏药 此方甚奇，以千金得之，用无不效。

滴乳香四两（箬包，烧红，用砖压出油）　净没药四两（照前式去油）　鲜油血竭四两　白色儿茶四两　上好银硃四两　杭州定粉四两　上好黄丹四两　上铜绿三钱　上药各另碾至无声为度，筛极细末，拌匀，临时照所患大小，用夹连泗油纸一块，以钋多刺小孔，每张用约末九钱，以真麻油调摊纸上，再用油纸一块盖上，周围用线缝好，贴患处，用软绢扎紧，自然止痛，化腐生新。过三日将膏药揭开，浓煎葱汤，将患处洗净，软绢拭干，再将膏药翻过，用针照前多刺小孔贴之。因药品甚贵，取其可得两面之药力也。无火之人内服十全大补汤，有火之人减肉桂、姜、枣，按日煎服，兼以饮食滋补，无不取效。至重者用膏二张，百无一失。

（庚生按：此方破溃后用之最效，若未溃未出大脓，非所宜也。）

大黑虎膏　痈疽发背，跌扑损伤，折骨疗疮，皆可治之。

白芷一两　大黄一两　黄连一两　白及一两　白蔹一两　黄芩一两　木鳖一两　黄柏一两　羌活一两　独活一两　金毛狗脊一两　杏仁一两　当归一两　芍药一两　川芎一两　肉苁蓉一两　生地一两　前胡一两　肉桂一两　柴胡一两　荆

芥穗一两　　黄芪一两　　连翘一两　　防风一两　　蓖

麻子一两　乳香一两　没药一两　血竭一两　樟

脑四两　血余四两　　香油三斤　飞丹一斤　麝

香五钱　槐柳枝各二两　上乳香等细药另研听

用，余药入油熬黑枯色，滤去渣再熬，以滴

水不散为度，入飞丹，以槐枝不住手搅之，

入水和软，不断不黏，即住火，入乳香、没

药、血竭三味，次入樟脑、麝香，搅匀收

用，摊贴。

[按：蔡月笙家有紫玉膏方，治一切疑难外症、无名肿

毒，未破者即可渐消，已破者拔毒收功。用白及、白

蔹、商陆、当归、独活、羌活、赤芍、蓖麻子、马钱

子、大黄各一两，血余一大团（须用男子发）浸入麻油二

斤，文武火熬至药枯焦为度，用细绢将药渣滤出，再将

油入锅内，熬至一斤，入黄丹细末半斤收用。此方价廉

而神效，附录以备采用。有心济世者，宜随时照方法

制，以备缓急，费不多而获效最溥也。]

一笔消

雄黄二两　　麝香三钱　　藤黄一两　　人中白五钱

朱砂二钱　　蟾酥一两　　白及二钱　　生白蔹二钱

上药共研末，用广胶三钱烊化，和药末为锭，用时磨药以醋水调涂之。

移毒丹　凡毒在紧要处移至他处，庶不伤命。

地龙（装在经霜丝瓜内煅枯焦，连瓜为末，每三钱加）　麝香二分　　乳香五分　　没药五分　　雄黄一钱　　蟾酥一分　　黄蜡一两　　上药共为末，蜡丸，每服三分。上部要处，用甘草、桂枝、麻黄煎酒下，即移在左手。如在背上，用羌活、防风、生姜汤下，即移在臂上。如下部，用木瓜、牛膝、灵仙、陈皮、独活、生姜汤下，即移在足下，极为神效。

大提药方　治对口发背、恶疽初起、围敷四五日即消。

雄黄一钱　　藤黄一钱　　当门子一钱　　朱砂三分　　蓖麻子肉三钱　　红升药一钱五分　　先将蓖麻子研如泥，后和各药研烂，用瓶罐封贮，弗令泄气。

黄提药方　治一切恶毒。未成者即消，已成者亦能化
腐。治疗毒更妙。

郁金一两　黄连一钱　黄柏二钱　黄芩二钱　上药
共研末捣匀，遇症放膏药上少许，贴之。

白灵药

炉甘石一两　黄连一钱　黄柏二钱　黄芩二钱
上药将黄连、黄柏、黄芩浸汁，将甘石放倾银
罐内烧红，投以药汁，分作九次收干，以甘石
烧酥为度。晒干研细末，加冰片五分。治口
碎、点眼甚妙。加珍珠少许，治下疳亦验，可
生肌长肉。凡有热毒，配三白升药，人乳调
敷，立愈。

红升丹　亦名五灵升药。

水银五钱　白矾五钱　朱砂二钱五分　雄黄二钱五分
火硝八钱　上照升药法升之。凡一切无名肿
毒，如溃久内败，四边紫色、黑色，将药用水
调稀，以鸡毛扫点，肉色立刻红活，死肉即脱
去，再上生肌散，即可收功。凡通肠痔漏等

症，将此药以纸卷成条，插管内七日，其管即随药条脱去。

（庚生按：此法即外科一条枪法，不可乱用。近时疡医每见疮疡不收口，动辄指为有管，遂用插药烂化，一而再，再而三，愈拔管愈不收功，因而成为痼疾者有之，因而用刀开割、用线扎破者有之。不知脓出之路即名为管。管者，非真有是物也。予手治外疡不少，从未知拔管割管之事，而生肌长肉，奏效如常，用特志此，以破世医之惑。至升丹为外科要药，不能不用，然总宜陈至五七年者方可用，且须少用为妙。如系背疽及胸腹诸处疮之溃大者，更须慎用。往往有疮未愈，而升药热毒攻入腹内，以至口干喉破者，人多不知也。）

白降丹 一名夏冰对配丹。

水银九钱　火硝九钱　白矾九钱　皂矾九钱　炒白盐九钱　上药共研细，至不见水银星为度。盛于新大倾银罐内，以微火熔化，火急则水银上升，防其走炉，须用烀炭为妙，熬至罐内无白烟起，再以竹木枝拨之，无药屑拨起为度，则药吸于罐底，谓之结胎。胎成，用大木盆一个盛水，水盆内置净铁火盆一个。木盆内水须及铁盆之半，然后将前结成之胎，连罐覆于铁盆内，外以盐水和黄土将罐口封固，勿令出气，出气亦即走炉。再用净灰铺于铁盆内，灰及罐腰，将灰平铺，不可摇动药罐，封口碰伤亦要走炉。铺灰毕，取烧红栗炭攒围罐底，用扇微扇，炼一炷香，谓之文火；再略重扇，炼一炷香，谓之武火。炭随少随添，勿令间断而见罐底，再炼一炷香，即退火。待次日盆灰冷定，用帚扫去盆灰，并将封口之土去尽，开看铁盆内所有白霜，即谓之丹，将瓷瓶收贮待用，愈陈愈妙。其罐内原胎，研掺癣疮，神效之至。若恐胎结不老，罐覆盆内，一遇火炼，胎落铁盆，便无丹降，亦谓之走炉。法用铁丝做一三脚小架，顶炉内撑住丹胎，最为稳妥。此丹如遇痈疽、发背、疔毒、一切恶疮，用一厘许，以口津调点毒顶上，再以膏药盖之，次日毒根尽拔，于毒顶上结成黑肉一块，三四日即脱落，再用升药数次即收功。此丹用蒸粉糕，以水少润，共和极匀，为细末，搓成条子，晒干收贮。凡毒成管者，即约量管之深浅，将药条插入，上贴膏药，次口挤脓，如此一二次，其管即化为脓。管尽，再上升药数次，即收功矣。此丹比升丹功速十倍，但性最烈，点毒甚痛，法用生半夏对挏，再加冰片少许，能令肉麻不痛。

（庚生按：降丹乃治顽疮、恶毒、死肌之物，万万不可多用乱用，务宜慎之！）

五宝霜 治痈疽、杨梅疮等症。

水 银一两　朱 砂二钱五分　雄 黄二钱五分　白矾二两五钱　绿矾二两五钱　上药研匀，用瓶罐装盛，上盖灯盏，盐泥固济，文武火炼升罐口，扫收。每用三钱。入乳香、没药各五分，洒太乙膏上，贴之绝效。

（庚生按：此方最为神验。）

四金刚 治无名肿毒。

当归八钱　黄芪五钱　粉甘草二钱　金银花一两

用水一碗，陈酒一碗，合煎，空心服。

五虎下西川 治无名肿毒、痈疽发背等症，三日即愈。

穿山甲（炙研）三钱　黄芪三钱　白芷三钱　当归三钱　生地三钱，用黄酒三碗或酒、水各半，煎一碗服之，在头面者加川芎五钱，在身上者加杜仲五钱，在两腿者加牛膝五钱，在肢臂手足者加桂枝五钱。

离宫锭 治无名肿毒。

蟾酥三钱　血竭三钱　胆矾三钱　朱砂三钱　京墨一两　麝香一钱五分　上药各研末和匀，入糊，搓成锭晒干，用清茶研敷。

坎宫锭 治一切赤热肿痛，并痔漏诸毒。

京墨三钱　熊胆三钱　胡连三钱　儿茶三钱　牛黄三钱　冰片一钱　麝香五钱　上药各研末，用猪胆汁加生姜、大黄水浸取汁，酽醋各少许，相对和药为锭，用时以冷水磨浓，用笔涂之，立愈。

铁井阑 治痈疽肿毒。

重阳取芙蓉叶研末，端午前取苍耳烧存性研末，等份，蜜水调涂四周，其毒自不走散。

代刀膏

桑木灰七钱　矿子灰五钱　荞麦秸灰一两　茄科灰一两　放锅内用水五碗，滚十数次，用布袋滤去渣，用铁勺熬成一小杯，存用。如肿毒有脓不得破头，将此药在所患顶上画一十字，即出脓。诸般大疮有疔角腐肉不脱者，用此药水洗之。如点面上黑痣雀斑，尤神效。

（庚生按：用此破头虽效，然往往内溃太甚，沿烂好肉，不若待其脓足时，以刀针穿破为妙，至用此方，洗腐肉，痛不可当，切弗轻用。）

生肌散 一名海龙粉。

龙骨一分　血竭一分　红粉霜一分　乳香一分　没药一分　海螵蛸一分　赤石脂一分　嫩石膏二分
上药研细末，敷上极效。大凡生肌散内要配粉霜，若要去腐肉，每一两配入粉霜或三分五分；如治下疳等疮，每两配一二分。

开刀麻药

草乌一钱　川乌一钱　半夏一钱　生南星一钱　蟾
酥一钱，番木鳖一钱　白芷一钱　牙皂一钱　上药
共为末，临时水调敷，一饭时开刀不疼。

（庚生按：草乌、川乌宜用尖，半夏宜用生，或胡椒末
亦可，用烧酒调，更速。）

换皮麻药

凡欲去皮之疮癣，先服此药，使其不知痛
苦，然后开刀，掺生肌药。

羊踯躅三钱　茉莉花根一钱　当归一两　菖
蒲三分　水煎服一碗，即如睡熟，任人刀割不
疼不痒。换皮后三日，以人参五钱，生甘草三
钱，陈皮五分，半夏一钱，白薇一钱，菖蒲五
分，茯苓五钱，煎服即醒。

（庚生按：茉莉花根务宜慎用，本草言其醉人，每至
不醒。）

生肌散

兼治割瘤，敷之生皮。凡去皮后敷药末五
钱，不但不痛，反能作痒。

人参一钱　三七根末三钱　轻粉五分　麒麟血竭三钱　象皮一钱　乳香（去油）一钱　没药一钱　十年石灰二钱　广木香木一钱　冰片二分　儿茶二钱　上药各为极细末，以研至无声为度。修合须用端午日，不可使一人见之。

痈疽

凡人痈疽发于背上，或生于头顶，或生于胸腹，或生于手足、臀腿腰脐之间，前阴粪门之际，一服立消，已溃者即敛。

金银花四两　蒲公英一两　当归二两　元参一两　水五碗，煎八分，空心服一剂，尽化为无有矣。切勿嫌其药料之重，减去分两，则功亦减半矣。

（庚生按：此方消散红肿、痈毒、疔疖及高肿疼痛之症极效，如平塌、麻木、色白之症不可用。）

决脓妙法　治痈脓不出。

人乳汁，和面敷之。比晓，脓尽出，不可近手。

立消散 治便毒痛肿如神。

全蝎（炒） 核桃（去壳肉，只用膈膜，炒） 等份为末，空心温酒调服三钱，午后再服三钱，三日痊愈。

灵异膏 治患毒疽不愈者，以此覆贴之即愈，勿用铁锅煎。

防风二两 栀子二两 黄芩二两 苦参二两 当归二两 生地二两 甘草二两 银花二两 大黄二两 海风藤二两 赤芍二两 黄柏二两 连翘二两 荆芥二两 白蒺藜二两 槐枝一两 何首乌一两 白芷一两 牛蒡子一两 杏仁一两 地榆一两 木通五钱 川芎五钱 山豆根五钱 苍术五钱 独活五钱 羌活五钱 蜂房五钱 蝉蜕五钱 僵蚕五钱 白及五钱 白蔹五钱 麻黄五钱 丹皮五钱 乳香二两（研末） 没药一两（研末） 血竭一两（研末） 螵蛸一两（研末） 儿茶一两（研末） 龙骨一两（研末） 赤石脂二两 麝香二钱 樟脑五钱 轻粉五钱 白蜡五钱 黄蜡五钱 黄丹三斤（水飞过，净） 上除黄丹及乳香、没药、血竭、螵蛸、儿茶外，用麻油六斤，浸药七日，入乱发三两，散焦黑色，法化尽，去渣再熬，滴水成珠，下很多收膏。停火，下乳香、没药、血竭、螵蛸儿茶等药，再候少温，下樟脑、轻粉、麝香、黄白蜡熔化，入火中出火毒，瓷瓶收用。

千里光膏 贴疮疖风癣、杨梅疮毒、鹅掌风等症极效。

千里光（采茎叶捣汁，砂锅内熬成膏）二两　　防风二两　荆芥二两　黄柏二两　金银花二两　当归二两　生地二两　川椒一两　白芷一两　大黄一两　红花一两　苦参四两　用麻油浸三日，熬枯黑色，去滓，每油二碗配千里光膏一碗，再熬，滴水成珠，飞丹收成膏，入乳香、没药各一两，轻粉三钱，槐枝搅匀，收用。

（庚生按：千里光，一名黄花演，生浅山及路旁，叶似菊而长，背有毛，枝干青圆，立夏后生苗，秋有黄花，不结实，为外科圣药。俗谚云："有人识得千里光，全家一世不生疮"，亦能明目去翳，治蛇咬伤，又名金钗草。）

万宝代针膏　治诸恶疮，核赤晕，已成脓，不肯用针，以此药代之。

蓬砂一钱五分　血竭一钱五分　轻粉一钱五分　金头蜈蚣一个　蟾酥五分　雄黄一钱　冰片少许　麝香一分　上药研细末，用蜜和成膏，在疮头，用小针挑破，以药少许放纸上黏贴，隔夜其脓自出。如腋下有耍孩儿名暗疔疮，或有走核，可于肿处用针挑破，照前黏贴。忌食鸡、羊、鱼、酒、面等物，能多食白粥最妙。

［又方　用磨刀泥、白丁香、麝香、巴霜（火上烧灰）研细末，遇一切肿毒，用口津调和搽少许，一周时其头即破。］

吹消散

乳香　麝香　蟾酥　辰砂　儿茶　没药各等份研细末，用一分于膏上贴之，肿毒立消。

护心散　又名内托散、乳香万全散。凡患痈疽二日之内，连服十余剂，方免变证，使毒气出外。稍迟，毒气内攻，渐生呕吐或鼻生疮菌，不能饮食即危矣。四五日后，亦宜频频服之。

绿豆粉一两　乳香五钱　灯芯同研和匀，以生甘草浓煎汤调下一钱，时时呷之。若毒气冲心，有呕逆之状，最宜服此，盖绿豆清热下气，消肿解毒；乳香消诸痈肿毒，服至一两，则香彻疮孔中，真圣药也。

透骨丹　治跌扑损伤，深入骨髓，或隐隐疼痛，或天阴则痛，或年远四肢沉重无力，此神方也。

闹羊花子一两（火酒浸炒三次，童便浸二次，焙干）　乳香三钱　没药三钱（均不去油）　血竭三钱　为末研匀，再加麝香一分同研，用瓷瓶收贮封固，每服三分，壮者五六分，每夜间睡后用酒冲服，能饮者尽量饮之，服后避风，得有微汗方妙，切忌房事、寒冷、茶、醋等物。弱者间五日一服，壮者间三日一服。

醉仙散　治疠风。

胡麻仁五钱　牛蒡子五钱　蔓荆子五钱　枸杞子（炒黑色）五钱　防风五钱　栝楼根五钱　白蒺

藜_{五钱} 苦参_{五钱} 上药为末，每药重一两五钱，入轻粉二钱拌匀。少壮用二钱，每日卯、午、戌三时服三次，清茶调服，五日后间日服之。如牙缝内出臭涎，浑身酸疼，昏闷如醉，药力已到，以利下臭屎为度，须视病人之大小虚实，量为加减。重而急者，先以再造散下之，候稍补养，再服。此药忌盐、酱、醋、猪羊肉、鱼腥、花椒、水果煨烧炙煿及茄子等物，日以淡粥熟煮食之，或用乌梢、菜花蛇用淡酒煮熟食之，以助力亦可。

再造散 治疠风。

锦纹大黄_{一两} 皂角刺_{一两五钱}（独生经年黑大者）郁金_{五钱} 白牵牛头末_{六钱}（半生半炒） 上药为末，每服二钱，临卧冷酒调服。或云日未出面东服之，预备净桶，泻出小虫验视，如虫口黑色者，是远年之病，赤色者是近时病。三四日后，再进一服，候至无虫泻出，则绝根矣。后用通圣散调理，可用三棱针刺委中出血，终身不得食牛、马、驴、骡等肉，大忌房事，犯者必不救。

大麻风

活穿山甲一个，拣最大者，用生桐油　斤，如小者桐油半斤。先用雄黄末一钱，没约末七分，黄柏末一两，共搅入生桐油使匀，将穿山甲架起，下用炭火熏灼，使其口渴，即能张开，然后将药末和油灌入口内，不吃再烘，尽油吃完为度。再加大火将穿山甲炙酥，研为细末。另加百草霜一两，共研细收入瓷瓶内，封紧，不可泻气。凡遇麻风之人，每用五钱，以烧酒调服，上用棉被重盖，卧一时许，候满身汗出，其虫随汗而出。隔一日再服五钱，照前服卧出汗，即将病人著身衣服被褥，尽行换过，送至无人处地方，掘坑焚烧，人不可近，闻其秽气，恐染此病。复后七八日，身面如蛇壳脱皮，永不再发，此仙方也。

[庚生按：此即古全甲散，稍变其法，命意颇佳。惜南方无活穿山甲，未经试用。古全甲散方附后：穿山甲一枚，不必活者，只须四足头尾俱全即可用，每日用生漆将穿山甲自首至尾漆涂一遍（不可过厚，只须匀到）。漆三次后，用瓦器将穿山甲炙灰，炙时须分记头身四足，不可素

乱。灸完后，即将穿山甲研细末，用陈酒冲服（每服二钱），服毕即愈。如穿山甲有一处不全，病人即有一处不愈，先服头则头先愈，先服四肢则手足先愈，亦奇方也。灸后研末时，亦须分记头身四足，不可错乱。]

秘炼治杨梅疮药

辰砂一两　雄黄一两　白盐一两（炒）　白矾一两（炒）

绿矾一两（炒）　焰硝一两　硼砂五钱　上药为末，入阳城罐封固。水火提升，一炷香取出，冷定。开罐，将升盏者铲下，用磁瓶贮之，黄蜡封口，入井内三日取出，每药二分半，配槐花、朱砂褐色者一两，饭丸桐子大，每服十丸，极为神效。罐底药渣可治疗疮。

（附：封罐神胶方　用草鞋灰一两　山黄泥一两　倾银罐底一两　烧盐棕一两　为极细末，用盐卤调和如胶，入乳钵研细，用抿子挑风罐口。）

乳香散　治折伤损腰极验。

酒浸虎骨　败龟板　黄芪　牛膝　萆薢　续断　乳香各等份，煎服。

取疔膏

乳香 ^粒　麝香 ^{术人一粒}　黄连 ^(研末)　连翘 ^(研末)　桃仁二个 ^(取皮) 同虾蟆肝、肠、肺三味，入乳钵内捣烂如泥，用白皮纸摊贴患处，三四日连疔揭去。

聚疔毒

铁锈不拘多少，研为末，醋调涂毒上，须臾毒自凸出。并治疮疖、脓水不干、及难收口者最效。

消疔

人指甲炙为末，放患处，将核桃肉嚼烂，装入核桃半壳内合住，不可露气，一饭顷即消。

瘰疬奇方　亦可消瘤去瘊。

石灰半斤 ^(研极细末)　大黄四两 ^(同入锅内炒通红，去大黄取石灰听用) 又将洗碱四两，用水四五碗、枇杷叶七片同煮，候水干至一半，入前石灰搅匀再煮，水将干听用。又以蛇含石二两，醋煅七次为末。又以芫花五钱为末，渐渐加入，搅匀成膏，每膏一两，加蟾酥、麝香各二分为丸，如胡椒大。未破者将一丸黏核上，其丸自入，以淡猪肉汤洗过，又黏又洗，如此三次，其核自动将皮捆开，以银钩取出核，再贴生肌膏即愈矣。取核时，先服提气汤。

生肌膏

麻油一斤（胎发一团，熬滴水成珠成度）　　龙骨（煅）一钱
黄蜡一钱　熟猪油一钱　赤石脂一钱　乳香一钱
没药一钱　轻粉一钱　象皮一钱（煅，俱为细末）
入油内，搅匀成膏摊贴。一日一换，仍以猪肉汤洗三四次，即渐平复，半月后必收功。

提气汤

人参　白芷　生地　龙胆草　川芎　升麻
柴胡　乳香　甘草　贝母　橘红　香附　桔梗各等份，姜枣汤煎服。

三妙散　治结核瘰疬遍满脖项。此方虽平易，神效异常，屡试屡验。

夏枯草 丑钱　金银花 五钱　蒲公英 五钱　水、酒各半，煎服。

消瘰疬痰毒　未穿破者为痰核，已破者为瘰疬，三五个相连者为痰串。用羊角数对，威灵仙四两，共入瓦罐内，加清水煮数沸，候软取出，切薄片，用新瓦烧红，将羊角铺上焙炒研细。每支一两，加广木香一钱，白芥子三钱，共为末，炼蜜为丸，用槟榔煎汤下或夏枯草汤下亦可。服至七日后，大便下如黑羊屎，小便出水自消，妇人即烂至两腋，服之亦效，忌生冷、煎炒、房事为要。

提疬丹　取痰核。

水银 一钱　硼砂 一钱　火硝 一钱　明矾 一钱　皂矾 一钱　食盐 一钱　朱砂 二钱　上药盛于粗瓦盆上，盖粗碗一只，用盐泥封固，炭火炼三炷香，先文后武，冷定取出，药即升在粗碗上，刮下，以白米饭捣丸如绿豆大，朱砂为衣。每用一丸放疮上，棉纸封二三层，一日夜急揭起，则核随纸带出，丸可再用。

神授五公散 治漏孔，并诸疮眼久不敛者，痔疮亦效。

大五倍子一个　蜈蚣一条（去头足）将倍子开一孔，入蜈蚣，湿纸包，煅存性，为末。先以葱汤洗疮净，掺前药，再用膏药贴之，每日一换，即敛口如神。

上品锭子 专治痔漏一十八证。

红矾二两五钱　乳香三钱　没药三钱　朱砂三钱牛黄五分五厘　硇砂一钱四分（二成熟，一成生）白信一两（火煅）

中品锭子 专治翻花瘰瘤等症。

白矾二两八钱五分　乳香五钱五分　没药五钱五分朱砂三钱　牛黄四分五厘　硇砂一钱（半生半熟）金信一两五钱（以火煅尽黑烟止用淡清烟）

下品锭子 专治疔疮发背等症。

红矾二两一钱　乳香六钱　没药五钱　朱砂二钱
牛黄四分五厘　硇砂二钱四分（半生半熟）　白信三两
（火煅黑烟尽，半日取起，方可用）。

上药依法制好，用面糊和匀，捻成锭子。看痔漏
大小深浅，插入锭子。如肉内黑色，勿上生肌
散，只待黑肉落尽，方可上。若疮无头，用太乙
膏一个，加后药一粒贴之。白矾二两　乳
香三钱二分　没药三钱七分　朱砂四分　牛黄五分
姜黄二钱五分　白丁香一钱五分　巴豆三钱（草纸去油净
用）　白信二两（火煅烟尽，半日取用）　上药为末，
或唾沫调敷，一日三次，候疮破即插上前锭子。

破瘰点药

水银一钱　硼砂一钱　轻粉一钱　鹊粪一钱　莺
粪一钱　冰片五分　樟脑五分　绿矾一钱　皂
矾一钱　麝香三分　上药为细末。用针将瘰刺
一小孔，然后乘其初学之时，将药点上则黏连
矣。约用一分，以人乳调之点上，大如芡实。

一日电三次，第二日必流水，流水之时不可再
点，点则过疼，转难收口矣。三日后水尽而皮
宽如袋后，服煎方，自然平复如故矣。

（附：煎方　人参三钱　茯苓五钱　苡仁一两　泽泻二钱
猪苓一钱　黄芪一两　白芍五钱　生甘草一钱　陈皮一钱
山药三钱　水煎服，十剂全消如故。但切忌房事半年，余
无所忌。若犯房事，必破不能收口，终身成瘘矣。）

（庚生按：鹊粪、莺粪古方未见取用，疑是鸽粪、鹰粪
之讹。）

痈疽拔脓　　此方甚奇，顽疮可用。

痈疽不破，或破而肿硬无脓，用斑蝥为末，以
蒜和水捣膏一豆大许，贴之。少顷脓出，即
去药。

治火丹

丝瓜子一两　柴胡一钱　元参一两　升麻一钱
当归五钱　用水煎服，一剂即消。

治疮二法

头面上疮用银花二两　当归一两　川芎五钱　蒲

公英三钱　　生甘草五钱　　桔梗三钱　　黄芩一钱
水煎服一二剂，即消。

身上手足疮用银花二两　当归一两　生甘草三钱
蒲公英三钱　牛蒡子二钱　芙蓉叶七片（无叶用梗
三钱）　天花粉五钱　水煎服一二剂，痊愈。

擦疮成水

人有手臂生疮，变成大块，不必刀割，只
用小刀略破其皮一分，以此药敷之，即化
为水。

人参三钱　甘草一钱　硼砂一分　冰片一分　轻
粉五厘　各为末，掺之即化为水矣。如肚上生
疮结成顽块，终身不去者，亦可以此药治之，
立效。

扫疥

治诸疥疮、热疮、遍身疖疮，神效。

大黄五钱　蛇床子五钱　黄连五钱　狗脊五钱
黄柏五钱　苦参五钱，为末，入硫黄四钱　水
银四钱　雄黄二钱五分　黄丹二钱五分　轻粉一钱
大枫子（去壳）五钱　木鳖子（去壳）五钱　同前药
研细末，杵匀，用猪脂调好，洗浴后搽疮上，

立效。合药时宜晒，不宜见火，切记！

七制松香膏　治湿气第一神方。

松香三斤（第一次姜汁煮，二次葱汁煮，三次白凤仙汁煮，四次烧酒煮，五次闹杨花煮，六次商陆根汁煮，七次红醋煮。）

桐油三斤　川乌四两　草乌四两　白芥子四两

蓖麻子四两　干姜四两　官桂四两　苍术四两

血余八两　加桐油熬至药枯发消，滴水成珠，滤去滓，入牛皮膏四两，烊化，用制过松香渐渐收之，离火，加樟脑一两　好麝香三钱，厚纸摊之，贴患处。

诸疮掺药　治天泡疮更效。

煅熟石膏一两　松香三钱　白芷三钱　樟脑一钱

轻粉五分　冰片一分　为细末，用熬熟猪油调搽。

破棺丹　治疮毒入腹极危者。

大黄二两（半生半熟）　甘草一两　芒硝一两　为细末，蜜丸弹子大。每服半丸，饭后温酒送下，或童便半盏研化之，忌食冷水。

一扫光 治疥疮及妇人阴蚀疮、漆疮、天火丹毒诸恶疮，神效。（第三方除注明外，余用麻油调敷。）

蛇床子一两　苦参一两　芜荑一两　雄黄五钱
枯矾一两五钱　硫黄二钱　轻粉二钱　樟脑二钱
川椒五钱　大枫子（取肉）五钱　为末，生猪油调敷。

［又方　蛇床子一两　硫黄一两　黄柏一两　大枫子五钱
川椒五钱　雄黄五钱　枯矾二两　轻粉（另研）二钱，入牛
皮岸（熏牛皮烟岸也，如无，以香炉岸代之）一两　黄丹一两，
为末，生猪油调敷。］

（又方　疮疥加减法：肿多加白芷开郁，痛多加白芷、方
解石，痒多加枯矾，阴囊疮加吴茱萸，湿多加香油调，干
痒出血加大黄、黄连，猪油调，虫多加芜荑、锡灰、槟
榔、藜芦、斑蝥，红色加黄丹，青色加青黛。）

（庚生按：方解石苦、辛，大寒，亦名黄石，与硬石膏
相似，光洁如白石英。敲之段段片碎者为硬石膏，敲
之块块方棱者为方解石，唐宋诸方类皆通用，然功力
小异。）

小金丝膏　治一切疥疮毒。

沥青二两　白胶香二两　乳香二钱　没药一两　黄蜡三钱　香油三两　熬至滴下不散，倾入水中，扯千遍，收贮，每捻作饼，贴之。

截癣　牛皮风癣。

川槿皮一两　大风子仁十五个　半夏五钱　河、井水各一碗　浸露七宿，入轻粉一钱于水中，用秃笔扫涂，有臭涎出方妙，但忌洗澡，能于夏月治之，尤效。

九熏丹　治癣。

好铜青二三两（研细）　好烧酒拌之，候至不干不湿，涂于粗碗底内，翻转合地上，以砖垫好，露一线，下以蕲艾熏之，再拌再熏，如此九次，至少亦要七次，约以青色带黑为度。然后研细，将烧酒拌成锭子。用时以醋磨搽，每日三五次，五日后若嫌干裂，以菜油少许润之，七日即愈。

日本国癣药

黑砂糖^{四两}　臭雄黄^{三两}　川椒^{五钱}　烧酒^{一斤}
调搽立愈。

枯瘤散

灰苋菜（晒干烧灰）半碗　荞麦（烧灰）半碗　风化
石灰^{一碗，}（和一处淋汁三碗）　慢火熬成霜取下，
加番木鳖^{三个}　巴豆^{六十粒（去油）}　胡椒^{十九粒（去}
^{粗皮）}　明雄黄^{一钱}　人言^{一钱}　为末，入前药
和匀，瓷瓶收用，不可见风。以滴醋调匀，用
新羊毛笔蘸药点瘤上，瘤有碗大，则点如龙眼
核大；若茶杯大，则点如黄豆大。干则频点
之，其瘤干枯自落。如血瘤破，以发灰掺之，
外以膏护好，自能敛口收功。

（庚生按：瘿瘤二症虽异实同，有痰瘤、有渣瘤、有虫
瘤，此瘤之可去者也；有气瘤、有血瘤、有筋瘤、有骨
瘤，此瘤之不可去者也。瘿亦如之。近来西医不问可
破与否，一概刀割线扎，其立除患苦者固多，而气脱
血尽而毙者亦复不少。西医器精手敏，而又有奇验之
药水、药散以济之，尚复如此，瘤固可轻言破乎？予

在沪与西人相处最久，目击心伤，因志此以告世之治此症者，宜加慎焉！）

敛瘤膏 治瘿瘤枯落后，用此搽贴，生肌收口。

海螵蛸一钱　血竭一钱　轻粉一钱　龙骨一钱　象皮一钱　乳香一钱　鸡蛋五个（煮熟用黄熬油一小盅）

上各研细末，将蛋油调匀，用甘草汤洗净患处，以鸡毛扫敷，再将膏药贴之。

治瘤

水银一钱　儿茶三钱　冰片三分　硼砂一钱　麝香三分　血竭三钱　各为细末。将此药擦于瘤之根际，随擦随落。根小　无不落也。

治流火方

鲜紫苏　鲜凤仙花　二味洗净，连根叶捣拦，放木盆内，以滚水冲入，将脚架盆上熏至可洗，以软棉洗之，立愈。数十年者不过二四次，永不发矣。

取痣饼药

糯米百粒　石灰挣指大　巴豆二粒（去壳）　研为末，入瓷瓶同窨三日。每以竹签挑粟许，用碱水点上，自落。

（庚生按：痣之为物，有有根无根之分，有有血无血之别，人每不察其所以然。予在孟河见一丹徒田姓老人，印堂生痣一粒，意欲去之。予师马培之先生告以此乃血痣，不可破，破则不治。田不信，别求某医破之。越日来见，意颇自得。乃旬日而如豆矣，一月而如钱矣，翻花出血，眼鼻均伤，百药不效，未及三月而死矣。大凡痣之大者、隆起者、黑者及有毫毛者，皆不宜点破，惟初起未久及色浅不凸者可去耳。）

点痣药　　主治疣痣及息肉、鸡眼。

桑柴灰一斤　风化石灰一斤　鲜威灵仙六两　煎浓汁，淋二灰，取汁熬成稀膏，瓷器收贮。用点患处，不必挑破，应手而除。

点黑痣

李仁为末，鸡蛋清调点，一宿自落。

治膁疮　先将棉纸看疮大小裁成块，十二张，四角以纸捻钉住，听用。再以麻油二两、川椒四十九粒，入铜杓内煎黑色取起；次入槐枝一寸长者四十九根，再煎枯黑色取起；次入黄蜡一两，加轻粉二分，枯矾一钱，俟溶化，即以前纸入油内，少煎即取起，但令油掺透，勿使纸焦黄色。贴时先将槐枝、葱、椒煎汤洗疮，用绢拭净后，将所制纸齐沓贴之，面加油纸一张，用红绢紧缚，每周时去纸一张，待纸取尽，则疮自愈矣。

透骨丹

蟾酥五钱　硼砂五钱　轻粉五钱　蜗牛二个　麝香一分　先将药研细后，入巴豆、蜗牛，再研细，瓷瓶收贮。每用少许，乳汁化开，将疮头轻拨破，挑药如米许大，纳与疮口，外以膏药贴之。

胜金丹　治夹打损伤，神效。

血竭三钱　乳香三钱　没药三钱　地龙十条　自

然铜一两　无名异五钱　木鳖子五个　为末，蜜为丸如弹了大。临用好酒化下　丸，如不打，用红花、苏木煎汤服，即解。

松肉葱白膏　治杖疮。

猪肉二斤（不精不肥，去皮骨）　葱白一斤八两　加明松香三两　研极细末，筛净，连葱同放在肉内，捣极烂，摊敷患处，以布脚带扎紧，不可宽。至周时皮肉还原，与不打无异。床上切忌放毡皮等物。若脓血水，任其流放不妨。

小金莲　治妇人金莲。敷在足骨上，次日洗去，骨软如绵。

乳香一钱（去油）　没药一钱（去油）　蓖麻子（炒）川乌五钱　草乌五钱　共为末，将肥皂（二十个去弦即肉内外筋膜）同药捣极烂。如恐受夹棍，须先一日作四饼敷两拐骨，次日洗去，任夹无妨。

拨伤　指上拨过有凹痕，用银朱和酒磨浓，依痕圈之，自复。

整骨麻药

草乌^{三钱} 当归^{二钱五分} 白芷^{二钱五分} 上药为末，每服五分，热酒调下，麻倒不知痛苦，然后用手如法整理。

截骨神方

川山甲^{一两} 虎骨^{三两} 银杏^{一斤（去壳）} 大枣^{半斤（去核）} 如人伤，只好服三钱六分，用酒冲服。

天下第一金疮药

凡刀斧损伤，跌扑打碎，敷上，立时止痛止血，更不作脓，胜于他药多矣。其伤处切不可见水。

公猪油^{一斤四两} 松香^{六两} 面粉^{四两（炒筛）} 麝香^{六分} 黄蜡^{六两} 樟脑^{三两} 冰片^{六分} 血竭^{一两} 儿茶^{一两} 乳香^{一两（箬皮上烘取油）} 没药^{一两} 以上药研极细，先将猪油、松香、黄蜡三味熬化，滤去渣，待冷，再入药末搅匀，瓷器收贮，不可泄气。

（按：午日收青蒿捣合石灰，阴干，为末。又午日收苎

叶，晒干，为末。二方治金疮皆验，且不费钱，可予备
济人。）

（庚生按：金疮方药效者亦多，然往往有应，有不应，非
症之不同，亦方之未善尔。予尝见金姓伤科，常用黑白二
药，功效如响，因求得其方，试用神验，药虽平淡，实有
奇功，不可忽视。录此以济世，如能遍传，亦功德也。）

[附：黑药方　松木桦炭十数块，烧红乘热于石臼内杵
细。另用红糖二三两，铜铫内化烊，将炭末合入，调匀，
摊于布上，乘热贴于伤处（须温热得中，不可过热），以帛
扎好，二三日后解开看之。如不青黑，即用原药熨热贴
之。倘或血瘀结肿，即以后开白药敷之，仍用原布
包好（如系骨损，须七日后方可解动）。]

（白药方　白附子十二两　天麻一两　白芷一两　羌
活一两　防风一两　南星一两　均生晒，研极细末，和
匀。青肿者童便调涂，破则干掺之，虽肾子破出可
治，立能止痛生肌，止血去瘀，且不忌风，真良方也。
此方本名玉真散，为伤科仙方。予尝修治备用，价廉
功捷，洵非他药可及。）

接骨至神丹　治跌伤、打伤、手足断折，急以杉板夹
住手足，扶正凑合，再用此药。

羊蹄蹢三钱（炒黄）　　大黄三钱　　当归三钱　　芍
药三钱　　丹皮二钱　　生地五钱　　土狗十个（捣碎）
土虱三十个（捣烂）　　红花三钱　　自然铜末一钱
先将前药酒煎，然后入自然铜末，调服一钱，
连汤吞之，一夜即能合笋，不必再服。

阴囊烂尽　止留二子者。

凤仙花子、甘草等份为末，麻油调敷，即便
生肉。

美首膏　治小儿白秃癞疮。

百草霜一两　　雄黄一两　　胆矾六钱　　轻粉一钱
榆树皮三钱　　用石灰窑内烧红流结土渣四两，
共为细末，猪胆汁调，剃头后搽之，神方也。

手足皲裂　大萝卜一个，内雕空，放入柏油五钱，安
炉火上炖熟，候冷，取油搽患处，即愈。

治阴蚀

蚯蚓三四条（炙干为末）　　葱数茎（火上炙干为末）　　蜜

一碗（煮成膏）　将药搅匀，纳入阴户，虫尽死矣。

治体气方

田螺（大者）一个　巴豆（去壳，研碎）一粒　胆矾一豆许（研）　麝香少许（研，共拌匀）。将螺用水养三日，去泥土，揭起螺靥，入胆矾等三味在内，以线拴住，置磁器中，次日化成水。五更时将药水以手自抹两腋下，不住手抹，直待腹内欲行，却住手。先择深远无人空地内大便，下黑粪极臭，是其验也。以土盖之，勿令人知。不尽，再抹药水，仍照前大便。次用白矾一两　蛤粉五钱　樟脑一钱　为末，擦之，病根永绝。

痘后生翳

水银一钱　虢丹五钱　研作六丸，坩锅糊定，火煅一日取出，薄绵裹之。左翳塞右耳，右翳塞左耳，自能坠下。

（庚生按：痘后生翳及痘疮入目，均属急症，当内服清理之剂，外用点药，方能奏功。虢丹即黄丹也，塞耳不如塞鼻为安，似更易达病所。）

免喉内生蛾

喉中略痛，即用灯草一把煎汤，砂糖调饮。一日即止痛，立愈。

截药杂治门

取牙鲫鱼霜

大鲫鱼一个去肠，以砒霜纳入鱼腹，露干放阴地，待有霜即刮下，用瓶收贮，以针搜净牙根，点少许，咳嗽自落；或以少许药置膏药上，贴蛀牙上，即落。

（庚生按：砒宜用白者，每鱼一两，纳入白砒一钱，不可过多。）

（又方　活鲫鱼一尾，约四五两，白砒六钱，将砒末纳入鱼腹中，待鱼烂之后，将鱼骨洗净，晒干为末，每用少许点所患牙根上，自落。）

去面上刺青

马肉不拘多少，令苍蝇丛食生蛆，取蛆晒干为末，以针拨动青处掺之，其青自去。

去身臂雕青

胆矾^{五分}　硇砂^{五分}　龙骨^{五分}　人蛆不拘多少
麝香^{一匙}　临用时加香油一盏煎熟，将前药研
碎入油内，用黄丹熬成膏，油单纸贴之，其黑
迹自然隐入肉内。

取箭镞方

用天水牛一个，独角小者以小瓶盛之。硼砂一
钱研细末，用水滴在内浸之，自然化水。以药
水贴伤处，箭头自出。

黑须倒卷帘

大马蚨二三十条，竹筒装之，夜置露处受气。
饿过七日，以鸡冠血磨京墨，与食。过四五
次，复阴干。将猪胫骨打断，放蚨入内，仍合
定，铁线缠住，盐泥涂之。干时放地上，火煅
五寸香二次，退开三寸火，又放五寸香三次；
再退远火，又五寸香；取出为末。将猪胆皮包

指，承末，搽须稍，即倒上也。

黑发仙丹

熟地一斤 万年青三斤(小用五斤) 桑椹一斤 黑芝麻八两 山药二斤 南烛皮四两 花椒一两 白果一两 巨胜子三两(连壳) 蜜丸，早晚以酒送下各五钱，忌食萝卜。

[又方 熟地一斤 苡仁八两 山药八两 桑叶八两 白术二两 生何首乌二两 巨胜子三两 白果三两 黑芝麻四两 北五味二两 山药一斤 花椒一两 乌头皮四两 胡桃肉三两 加参片三两(无亦可) 蜜丸，每日用开水吞服五钱。]

取轻粉毒

出山黑铅五斤(打壶一把) 盛烧酒十五斤 土茯苓半斤 乳香三钱 封固，重汤煮一日夜，埋土中出火毒。每日早晚任性饮数杯后，用瓦盆接小便，以有粉出为验，服至筋骨不痛，乃止。

（庚生按：世医每以轻粉治杨梅疮毒，刻期奏效，因利

害人，日久必至筋骨疼痛，囟低声嘶。病者、医者咸以
为杨梅疮之愈而复作，不知起初熏药、丸药之毒蕴久而
发也。此方平安而有奇功，杨梅疮用之亦有神效。）

受打不痛

用血管鹅毛七根，地龙七条煅过，用乳香同白
蜡为末，好酒送下。

悦容丹

白瓜仁五两　桃花四两　白杨皮二两　为末，食
后饮服一匕。每日三服，欲白家白瓜仁，欲红加桃
花。三十日面白，五十日手足俱白。一方用橘皮。

面黑令白

真女菀三分　铅丹一分　为末，醋浆服一刀
圭，日三服。十日大便黑，十八日面如漆，二
十日全白，便止过此则大白矣。三十后不可
服，忌五辛。

误吞铁石

王不留行、黄柏等份为末，水浸，蒸饼，丸弹

子大，青黛为衣。用线穿，挂受风处，用时以一丸，冷水化服。

脚碱

葱根、荸荠捣汁一碗。以松香四两，并麻油煎至滴水成珠，方入前汁，摊膏贴患处，即愈。

足趾鸡眼　作痛作疮。

地骨皮同红花研细敷之，次日即愈。

载毛虫伤　春夏月树下、墙堑间，杂色毛虫极毒，触

着者则放毛，入人手足上。自皮至肉，自肉至骨，皮肉激痒，渐痛。经数日，痒在外而痛在内，用手抓搔，或痒或痛，必致骨肉皆烂，每有牲命之忧。此名中射工毒，诸药不效。用好豆豉一晚，清油半盏拌豉，捣烂，厚敷患处。经一时之久，豉气透骨，则引出虫毛，纷纷可见。取下豆豉埋土中。再煎香白芷汤，洗痛痒处。如肉已烂，用乌贼骨为末，敷之立愈。

（又方　锅底黄土为末，以醋捏成团，于痛痒处搓

转，其毛皆落在土上，痛痒立止，神效无比。）

红玉膏　治女人面脂。

轻粉　滑石　杏仁（去皮）等份为末，蒸透，入樟脑、麝香少许，以鸡子清调匀。洗面毕敷之，旬日后，色如红玉。

竹木刺

鲜虾并黄雀粪共捣，罨上即出。

治中河魨毒

大红降香为细末，用索粉水调服钱许，吐出毒物即愈。

（庚生按：用索粉水者，取绿豆之解毒也。然近时市肆往往杂以蚕豆、黄豆，不若用绿豆一升杵碎，泡汤调服为妥。）

虎伤

被虎咬伤，血涌大出，伤口立时溃烂，疼不可当。急用猪肉贴之，随化随易，再用后药敷之。

地榆一斤（为末）　　加三七末三两　　苦参末四两

和匀掺之，随湿随掺，血止痛亦止矣。

吹耳方 治小儿耳内湿烂。

上梅冰片二分　煅芦甘石一钱　枯矾三分　煅龙
骨一钱　海螵蛸一钱　桔皮炭三钱　赤石脂一钱
粉口儿茶三分　蚕茧壳二枚　煅石首鱼脑骨二枚
（研细）　上药为细末，加胭脂边二钱，用纸包
固，以水浸湿，用火煨炭存性，和匀，再研，
吹之极效。

卷　三

顶　药（主上吐药也）

巴霜顶（丹溪喉闭丸）　　治缠喉风闭，先胸膈气紧，蓦然咽喉肿痛，手足厥冷，气不能通，顷刻不治。

雄黄一钱　郁金五分　巴豆七粒（去皮壳）　冰麝各少许为皮，醋糊为丸如麻子大，清茶下五分，如喉噤塞，用竹管纳药入喉中，须臾吐痰立解，未吐再服。

（庚生按：巴豆宜去油取霜，方可用。）

四宝顶（狗宝丸）　　丁丹崖祖师治噎膈翻胃。

硫黄　水银各一钱（同炒成金色）　狗宝三钱　鸡卵一枚（去白留黄）　和药搅匀，纸封泥固，煻火煨半日，取出研细。每以烧酒调服五分，不过三服，立验。

（庚生按：此方颇验，然宜验症之虚实，谨慎用之。）

牛郎顶（牛郎丸）　　治气筑奔冲不可忍，兼追虫取

积，亦消水肿。

黑牵牛五钱（炒）　槟榔二钱五分　为末，每服一

钱，紫苏汤下，虫积及水肿用酒下。

青绿顶　治顽痰不化。

石青一两　石绿五钱　水飞为末，曲糊丸绿豆

大，温水下十丸，吐出痰二三碗，不损人。风

痰猝中，方用生石绿二两，乳细，水化去石，

慢火熬干，取辰日辰时辰位修合，再研入麝香

一分，糯米粉糊丸弹子大，阴干。猝中，每丸

作二服，薄荷酒下；余风朱砂酒下。吐出青

涎、泻下恶物立效。小儿用铜绿研粉，醋面糊

丸芡实大，每服薄荷酒下一丸，须臾吐痰如

胶，神效。

（庚生按：生石绿细绎方意，疑即生铜绿。盖铜绿酸

平，主治风痰卒中也。此方本名碧林丹，见药谱明疗

铜绿条下，治小儿名绿云丹，亦载此书内。）

硫黄顶　治腰痛如神。

黑牵牛半生半炒，取头末，水和丸梧子大，硫黄末为衣，空心，用盐汤并酒下五十丸。

（庚生按：此方用意极妙，惟须体实而年久湿重者为宜，亦不可骤投至五十丸之多，当量症加减为妥。）

玉环来笑丹　治疝气癀肿，并诸气痛。

荔枝核四十九个　陈皮（连白）九钱　硫黄四钱　上为末，盐水打面糊丸绿豆大。痛时空心酒服九丸，良久再服。不过三服，立效。

（庚生按：此方与前疝气神方相同。惟荔枝核此方用四十九粒，前方等份且须炒黄。陈皮前方亦用等份。硫黄此方未言制法，前方须火中熔化，投水去毒。且以饭为丸桐子大，每服十四丸，酒下为不同耳。鄙见以为分量宜照此方，制法宜照前方，丸之大小及服丸之数亦宜照此方为是。）

轻粉顶　治小儿涎喘。

无雄鸡子黄一个，用鸡子清入轻粉一分拌匀，银器盛，置汤瓶上蒸熟。三岁儿食尽，当吐痰或泄而愈。壮实者乃可用。

黑盐顶

盐一升，纳粗瓷瓶中，将泥头筑实。先以糠火围烧，渐加炭火，候烧透赤色，盐如水汁，即去火待凝，将瓶敲破取出。用豆豉一升熬煎，桃仁一两和麸炒熟，巴豆二两去心膜及壳，隔纸炒令油出，须生熟得中，焦则少力，生又损人。将四物捣匀，入蜜丸桐子大，每服三丸，须平旦时服最好。患时气用豉汁及茶送下；患心痛酒送下，入口便止；患血痢，米饮下，初变水痢后即止；患疟茶饮下；患骨蒸蜜汤下。凡服药后吐利，勿以为怪，吐利若多，服黄连汁止之。或遇耐药人服药不动者，更服一二丸。服药后须忌口二三日，其药腊月合之，用瓷瓶封固，勿令泄气，一剂可救百人。或在道途村落无药可求，但用此药可敌大黄、朴硝数两，屡试有效，小儿女子忌服。

羊荑顶

治骨蒸传尸。

羊肉如一拳大，一块，煮熟，皂荚一个，炙，以无灰酒一升，铜铛内煮三五沸，去渣，入黑锡　两，煎至一合。令病人先啜肉汁，后服一合之药。如吐虫如马尾即愈矣。

截疟顶　治三日大疟。

活大乌龟一个连壳，左右肩上各钻一孔，近尾处亦钻一孔。以明雄黄九钱研细，每孔掺入三钱，外以黄泥包固，勿令泄气，炭火上煅存性，研细。每服准一钱，空心陈酒送下，二三服即止。

（又方　预择陈香橼一个，去顶皮。大者每只加明雄黄三钱，中者二钱，小者一钱，研细，掺入香橼内，火中煅存性，再研极细。每服七分，用腐衣作六七包，干咽下，不可吃汤水，任其呕吐顽痰即愈。治三阴疟尤验。）

（庚生按：疟疾不一，验方亦多，往往此用则效，彼用则否者，症非一致也。此方治年久不愈之疟，每有奇验。而轻浅者用之，非徒无益，且损胃作呕，不可不知。后附试验单方数则，以备随症采用。）

（附：截疟丹　五月五日取独蒜，不拘多少舂烂，入黄丹等份再杵，丸如圆眼大，晒干收存。凡疾发二三次后，取一丸杵碎，鸡鸣时面东，并花水下。）

（又方　荜拨三钱　雄精三钱　研细和匀。用膏药二张，取药三分，用生姜汁和作两饼，一贴颈后天柱骨下第一节，一贴脐上，均以膏药盖之。须先一时贴，不可经妇女手。）

三奇顶　治小儿天哮，神效。

经霜天烛子三钱　腊梅花三钱　水蜒蚰一条（俱预收）水煎服，一剂即愈。

金线顶　凡一切宜吐痰涎之症，用代瓜蒂最妙。

金线重楼（俗名金线吊虾蟆。采得，去外黑皮），用石打碎，无犯铁器，晒干为末，瓷瓶收贮备用。风痰结胸，用药一钱，阴阳水和服，吐痰即愈。伤食成疟，临发时空心用药一钱，开水和服。噤口痢用药一钱，温凉水和服，即愈。

（庚生按：金线重楼蔓生田野山石间，叶似三角风，光润带青黄色。芒种时开花，如谷精花，性力甚大，多食令人吐泻不止。）

砒霜顶　治嗜，须三年后可用。

精猪肉三十两（切作骰子块）　白信一两（研细末，拌在肉上令匀，用纸筋黄泥包之，令干）　白炭火于无人处煅，俟青烟出尽，研细，以汤浸蒸，和丸如绿豆大。食前茶汤送下，大人二十粒，小儿四五粒，量虚实服之。

蛴喘痰积方　凡天雨便发。坐卧不得，饮食不进，乃肺窍久积冷痰，遇阴气触动则发也。用后方一服即愈，服至七八次，即吐恶痰数升，药性亦随而出，即断根矣。

江西淡豆豉一两（蒸捣如泥）　入砒霜末一钱　枯矾三钱　丸绿豆大。每用冷茶冷水送下七丸，甚者九丸。小儿五丸。即高枕仰卧，忌食热物等。（以上二方，体虚者千万忌用。）

皂矾顶（稀涎散）　凡人猝中风，昏昏如醉，形体不收，或倒或不倒，或口角流涎，斯须不治，便成大病。此证风涎潮于上，致胸痹气不通，用此吐之。

皂荚末一两　生矾末五钱　腻粉五钱　水调一二
钱，过咽即吐，用矾者，隔下涎也。

碧霞丹　凡中风痰厥，癫痫惊风，痰涎上壅，牙关紧
闭，上视搐搦，并宜治之。

乌头尖七十个　附子尖七十个　蝎梢七十个，石
绿十两（研几度，飞过）　为末，面糊丸芡实大。每
用一丸，薄荷汁半盏化下，更取温酒半合，须臾
吐出痰涎为妙。小儿惊风，加白僵蚕等份。

　［庚生按：此方惟实症中痰中风，及大人食闭、小儿
　痰闭可用（石绿即是铜绿）。］

吐蛊　人头面上有光，他人手近之如火炽者，此中蛊
毒也。

蒜汁五钱　和酒服之，当吐出如蛇形。

瓜蒂散　治痰涎，头目湿气，皮肤水疽，湿热诸症。

瓜蒂二钱半　熬黄赤小豆二钱五分　为末。每用
一钱，以香豉一合热汤七合煮糜去渣，和服，
少少加之，快吐乃止。风痫喉风咳嗽及遍身风

疹、急中涎潮等症，不拘大小，此药不大吐
逆，只出涎水。瓜蒂为末，壮年服一字，老少
半字。早晨井水下 食，顷含砂糖 块，良久
涎如水出。年深者出黑涎，有块布水上也。涎
尽食粥一两日。如吐多人困甚，取麝香泡汤一
盏，饮之即止（宜吐之症必须看痰吐在壁上，
有亮光者放心吐之，余则皆忌光亮者如蜗牛之
涎一样光亮。但看见光亮者，无论其痰中上
下，此光亮之色必须俟其痰积而分辨之，不可
据其湿痰时，而即以为光亮也。）

倒顽痰法　治痰结胸中，不能吐出，狂言如见鬼状，
时发时止，气塞胸膛。

牛肉五斤　水二斗　煎汤饮之，至不可食而
止，以鹅翎探吐，必吐至黄色顽痰而止。若不
吐出，再饮之，必以吐尽为度。前病顿失。后
以陈皮、茯苓、甘草、白术汤徐徐饮之，平复
如故。

（庚生按：此即倒仓法，极妙极妥，惟吐后须调摄
得宜。）

阴阳汤 凡治上焦欲吐而不能吐者。

滚水凉水各一碗，加炒盐一撮，打百余下起泡，饮之，立吐而愈。

串 药（主下泻药也）

牛郎串（遇仙丹） 治邪热上攻，痰涎壅滞，翻胃吐食，十膈五噎，酒积、虫积、血积、气积诸般痞积，疮热肿痛，或大小便不利，妇人女子面色痿黄，鬼胎癥瘕，误吞铜铁银物，皆治之。五更冷茶送下三钱，天明可看所下之物，此药有疾去疾，有虫去虫，不伤元气脏腑。小儿减半，孕妇忌服。

白牵牛头末四两五钱（炒半生） 白槟榔一两 茵陈五钱 蓬术五钱（醋煮） 三棱五钱（醋炙） 牙皂五钱（去皮炙） 上药为末，醋糊为丸如绿豆大。依前敷服行后，随以温粥补之，忌食他物。

榔霜串（必胜散） 治远年近患大麻风癞疮，三服即愈。

大黄五钱　　槟榔五钱　　白牵牛五钱　　粉霜五分
各为细末，分作二服。用生姜四两绞汁，入砂
糖半酒盏，水调匀，于晚间临睡，腹中稍空，
卧床上服之。至三更，遍身手足俱麻木如针
刺，头目齿缝俱痛，此药寻病之功。二便或青
或白或黑或黄或红虫之类，此乃病根也。三十
日内服药三次，渐痊，眉毛须发俱生，肌肤如
旧。或齿缝出血，漱齿药列后。

漱齿药

贯仲五钱　　黄连五钱　　为末，用水一盅煎四五
沸，入冰片少许。搅匀漱口。每日一服煎漱，
忌食动风油腻之物，一月即愈。

黄甲串（偷刀散）　　治横痃便毒，未成者内消，已成
者脓从大便下。

大黄二钱　　白芷二钱　　穿山甲二钱　　煅存性为
末，每服三钱，空心酒送下。

巴豆串　　治痢疾。

苍术十二两（取坚白者米水浸一宿，去毛皮）　　陈皮十二两

厚朴十二两（姜汁炒）　蓬术六两　归身六两　枳
壳八两　木通八两　土黄连一两　三棱六两　木
香五钱　天竺黄五钱　陈米一斗　巴豆四百九十粒（内
将米豆同炒黄色为度，拣去豆不用）　共煎药为末，和
匀。每服一钱二钱三钱，视病之轻重，空心午
后晚每日三服。忌口生冷油腻滑汤之物，茶水
忌之。红色，甘草汤下，水泻米汤送下，白色
姜汤送下，气滞木香汤送下，红白相兼甘草姜
汤送下，噤口人参白术送下。

无极丸　治男女诸病，妇人经血不通，赤白带下，崩
漏不止，肠风下血，五淋，产后积血，癥瘕腹
痛。男子五劳七伤，小儿骨蒸潮热，其效甚
速，宜六癸日合。

大黄一斤分作四份：一份用童便一碗，食盐二
钱，浸一日切晒；一份用醇酒一碗，浸一日切
晒，再以巴豆仁三十五粒，用豆炒黄，去豆不
用；一份用红化四两，泡水一碗，浸一日切晒；
一份用当归四两，入盐醋一碗，同浸一日，去当
归，切晒。为末，蜜丸如桐子大，每服五十丸，

空心温酒下，利下恶物为验，未下再服。

备急丸　治心腹诸痛，狯暴百病。

大黄一两　巴豆一两　干姜一两　捣筛，蜜和为
丸如小豆大。每服三丸。凡客中恶心，腹胀满
痛如锥刀，气急口噤猝死，以暖水或酒服之，
或灌之。不愈再服三丸，腹中自然鸣转，但吐
即愈。若口已噤者，灌之即愈。

乌龙串（一粒金丹，又名捉虎丹）　专治风寒暑湿脚
气，不问远年近日，一切走注疼痛不可忍，临发
时空心服一丸。赶到足面上赤肿痛不散，再服一
丸；赶至脚心中出黑汗乃除根。如痛在上，食后
卧时酒送下，自然汗出定痛为验。中风瘫痪麻痹
不仁，手足不能屈伸，偏枯，用酒下二丸。中风
不醒人事，牙关不开，研一丸，酒调灌下，
亦验。

白胶香一两五钱（研）　草乌一两五钱（去皮脐）　五灵
脂一两五钱　土龙一两五钱（去土）　木鳖子（去油）一两
五钱　乳香七钱五分　没药七钱五分　当归七钱五分
麝香二钱二分　京墨（烧酒浸）一钱五分　共为末，

和匀，糯米粉为丸如芡实大，温酒研化一丸，
神效。

轻粉串 治小儿吃泥。

轻粉一分 砂糖和丸如桐子大。空心米饮下一
丸，良久泻去泥土，即瘥。

犀黄串 辟瘴明目。

升麻二两 犀角二两 黄芩二两 朴硝二两 栀
子二两 大黄二两 豉二升 微熬同捣末，蜜丸
如梧子大。觉四肢大热，大便闭结，即服三十
丸，取微利为度。四肢小热，食后三十丸，非
但辟瘴，甚能明目。

天一水串 韩飞霞制。通利水道（按：方内需用人参，
如无，以高丽参代之，或真潞党参亦可）。

灯芯一斤（米粉浆染晒干研末，入水澄去粉，取浮者晒干，二
两五钱） 赤白茯苓五两（去皮） 滑石五两（水飞）
猪苓二两 泽泻三两 人参一斤（切片熬膏）。和药
丸如龙眼核大，朱砂为衣。每服一丸，随症用

引调服，本天一生水之妙，故治病以水道通利
为捷径也，亦治难产不下者。

牵牛串 治男妇五般积气成聚。

黑牵牛一斤，生捣末八两，余渣以新瓦炒香再
捣，取四两，蜜丸如梧子大。至重者三十五
丸，陈皮、生姜煎汤，卧时服。半夜未动，再
服三十丸，当下积聚之物。寻常行气，每服十
丸（虚者慎用）。

禹功散 治诸水饮病。　　　—

黑牵牛头末四两　茴香一两（炒） 为末。每服
一二钱，以生姜自然汁调下，则气利而饮自
消，若虚者宜审慎用之。

双牛串（济世散） 治一切痈疽发背，无名肿毒，年
少气壮者。

黑、白牵牛各一两，布包搥碎，以好醋一碗熬
至八分，露一夜。次日五更温服，以大便出脓
血为妙。

龙脑串　　治痘疮黑靥。

生猪油一橡斗　　龙脑半分　　温酒和服。

（又方　用殰猪第二番血清半盏，酒半杯和匀，人龙
脑一分，温服。良久，痢下瘀血一二行，疮即红活。医
所不治，百发百中。）

五香串　　治腹心气胁痞积，一切痛症，立效。

沉香三钱　　丁香三钱　　木香三钱　　檀香三钱　　乳
香（去油）三钱　　巴豆霜三钱　　大黄五钱　　甘草五钱
郁金五钱　　苍术五钱　　五灵脂五钱　　陈皮五钱
厚朴五钱　　雄黄五钱　　豆蔻肉六钱　　右药共研
末，醋糊丸如桐子大，朱砂二钱为衣。每服五
丸，重者七丸、九丸，或至十一丸。空心热酒
送下，忌生冷油腻，气虚之人及孕妇忌服。

车螯串（名转毒散）　　治发背痈疽，不问深浅大小，
刹古病根，则免传变。

车螯一两（即昌蛾背紫光厚者，以盐泥固济，煅赤出火毒）
生甘草末一钱五分　　轻粉五分　　为末。每四钱用

瓜蒌一个，酒二盏煎一盅，调服。五更转下恶物为度，未下再服，甚者不过二服。

（又方　车鳌四个（黄泥固济，煅亦出毒，研末）　灯芯三十茎　瓜蒌一个（取仁炒香）　甘草节（炒）二钱　通作一服。将三味入酒二碗，煎半碗，取滓，入蜂蜜一匙，调车鳌末二钱，腻粉少许，空心温服，下恶涎毒为度。）

八宝串（消臌至神汤）

臌胀经年而不死，必非水臌，乃气臌、血臌、食臌、虫臌也，但得小便利而胃口开者，俱可治。

茯苓五两　人参一两　雷丸三钱　甘草二钱　萝卜子一两　白术五钱　大黄一两　附子一钱　水十碗煎成二碗。早晨服一碗，必腹内雷鸣，少顷下恶物满桶，急倾去，另换一桶；再以第二碗服之，必又大泻，至黄昏而止。以淡米汤饮之，不再泻矣。然病人惫乏已甚，急服后方，以调理之。人参一钱　茯苓五钱　苡仁一两　山药四钱　陈皮五分　白芥子一钱　水煎服，一剂即愈。忌食盐一月，犯则无生机矣。先须再三叮嘱，然后用药治之。

（庚生按：此方出《石室秘录》，又见于《观聚方要补》，予尝试之极有效。《观聚方》茯苓用五两，宜从之，此物淡而无味也。《观聚方》陈皮用五分，宜从之，否则太嫌破气矣。）

泻腋气

精猪肉两大片（以甘遂末二两拌之），夹腋下至天明，以生甘草一两煎汤饮之。良久泻出秽物，须埋于荒野处，恐秽气传染。于是三五次即愈。虚弱者，间日为之。

腹胁痞块

雄黄一两　白矾一两　为末，面糊调膏摊贴。未效再贴，数月必愈。

发背初起　疑似者，以秦艽、牛乳煎服，得快利，三五行即愈。

逐黄散　治小儿黄疸，眼黄脾热。

瓜蒌（焙干），每服一钱。水半升煎七分，卧时服，五更泻下黄物，立愈。

绞肠痧

马粪一两（炒黑），入黄土一撮（微炒），黄酒乘热服五钱，即痛去如失，非吐即泻，气一通而痛辄定矣。（按：此方兼治霍乱，奏效甚神，滚水亦可调服，不必定用黄酒也）。

单方总治门

金液丹

治男子腰肾久冷，心腹积聚，肋下冷痛，腹中诸虫，失精遗尿，形羸力劣，腰膝痛弱，冷风顽痹，上气蛔血，咳逆寒热，霍乱转筋，虚滑下利。又痔漏、湿生疮，下血不止，及妇人血结寒热，阴蚀疳痔等症。

硫黄十两研水，用瓷盒盛，以水和赤石脂封口，盐泥固济，日干地内线埋一小罐，盛水令满，安盒内，用泥固济，慢火养七日七夜。候足，加顶炭一斤煅。俟冷取出研末，每一两用蒸饼一两水浸，为丸如桐子大。每服三十丸，侵晨空心米饮下。又治伤寒身冷脉微，或吐或利，或自汗不止，或小便不禁，并宜之，身热脉出为度。

暖益腰膝

硫黄半斤　桑柴灰五斗　淋取汁。煮三周时，以铁匙抄于火上试之，伏火即止，候干以大火煅之。如未伏，更煮以伏为度。煅好研末，穿地坑一尺二寸，投水于中，待水清，取，和硫黄末锅内煎如膏，铁匙抄出，细研，饭丸如麻子大。每空心盐汤服十丸，极有效验。

都梁丸　治头风眩晕。女人胎前产后伤风头痛，皆效。

香白芷一味（洗晒，不见火）为末，蜜丸如弹子大。每嚼一丸，以清茶，或荆芥汤化下。

白虎丹　专治痧症。初觉头痛恶心，遍身、腰腹作痛，不思饮食，即进一服，当时青筋血散，若过三五日，青筋已老，多服方效。南方痧气，北方青筋。此约兼能顺气下血，化瘀消滞。又治心腹痛，崩漏带下，大患赤白痢疾，打扑内伤，血不能散，或因气恼致病，服之神效。

千年石灰洗净刮去垢，为末，水飞过，晒略干，姜汁丸如梧桐子大。每服五十丸，以病之轻重加减，烧酒送下。（按：此方见《万病回春》，屡用获效。但石灰慎勿用新者。）

卷 四

单方内治门

金粟丸 治久嗽暴嗽。

雄黄一两研末，用泥固济令干，水调赤石脂封口，更以泥封待干，架在地上用炭火十斤簇煅。候火消三分之一，去火待冷，取出如镜面光明红色，在瓷钵内细研，蒸饼丸如米大。每服三丸或五丸，以甘草汤吞服，服后稍睡，良久即愈。

（庚生按：此方似太猛峻，用时须审病人虚实为妥，予尝以一方治久嗽颇效，方附后：香橼一枚去核切片，以清酒同捣烂，入砂罐，文火徐徐煮之，自黄昏至五更为度。用蜜拌匀，唤醒病人，嘱其用匙挑服，服毕再睡片时，一次即愈。）

（又方 向南柔桑枝一束，折寸断，纳砂罐中，入水五碗煎至一碗，饮之亦效。）

仙传膏 专治血症。

剪草一斤，洗净晒干为末，人生蜜二斤，和为膏，以器盛之，不得犯铁器。每日蒸晒一次，九蒸九晒乃止。病人于五更时面东坐，不得语言，以匙抄药四匙食之，良久以稀粟米饮压之。药宜冷服，米饮亦勿大热，服后或吐或呕均不妨。久病损肺咯血，一服即愈。寻常嗽血妄行，每服一匙可也，此药绝妙。

（庚生按：此许学士方也，专治劳瘵、吐血、肺损及血妄行等症。许公盛推其妙，称为神授云。剪草疑即苦草，本草虽载其名，只云生山泽间，苦凉无毒，未明形状。《本事方》谓剪草如苦草，婺州、台州皆有之，人鲜知者，细绎方意，盖即茹芦也。）（沈金鳌云：剪草止血，茜草行血，近时药肆亦不知此品。）

青藤膏 治一切风疾。

青藤（出安徽太平获港者上，二三月采之）不拘多少人釜内，微火熬七日夜成膏，藏瓷器中。同时先备梳三五把，量人虚实以酒服一茶匙后，将病人身上拍一下，即遍身发痒不可当，急以梳梳之，痒止即饮冷水一口，便解，风病皆愈，须避风数日。

（庚生按：青藤本名青风藤，生台州山中。其苗蔓生木上，四时常青，主治风疾，兼治风湿流注，疬疬鹤膝，麻痹瘙痒，损伤疮肿等症。此方见《集简方》。）

鸡子饮　治狂走伤寒。

出过小鸡蛋壳，泡汤服即睡。

白虎疬疬风　感风湿而成。遍身掣肘疼痛，足不能履地，百药不效，身体羸瘦。

木通二两（切细），取长流水煎汁服之，后一时许，周身发痒，或发红点，勿惧，上下出汗即愈。

骨蒸劳病

石膏十两，研如乳粉，水和。服方寸匕，日再，以身凉为度。

干血痨　过三年者不治。

白鸽一只（去肠净），入血竭一两，二年者二两，三年者三两。以针线缝住，用无灰酒煮数沸，令病人食之，瘀血即行。如心中恍乱者，食白煮肉一块即止。

治大风 此恶疾势不可救者，用此药治之。

皂角刺二斤（洗净），研为粗末，蒸一二次，晒干，再研细浓煎，加大黄一钱，调白滚汤服，须发再生。

疟疾 不拘远近。

鲫鱼草带根七个，好酒煮透，露一宿，次晨复热透，向东服两剂，即愈。

（又方 薏仁一两 好酒半壶同煮，露一宿，次晨热透，去薏仁，饮酒神效。）

猝心痛 牙关紧闭欲死者。

葱白五茎去皮，须捣汁，以匙送入咽中，再灌麻油四两，但得下咽即苏。少顷虫积皆化为黄水而下，永不再发。

［庚生附：厥逆腹痛方（此症阴毒伤寒即时症常有

之） 鸡子七枚连壳煮熟，去壳，对切开覆脐眼上，梢冷即换，七枚遍覆，阴气尽收入鸡子内即愈。]

心疼

香樟树皮刮去面上黑黄，用第二层皮捣碎煎汤，服即止，永不再发。

［庚生按：心痛之症，世不多见，实乃胃气痛耳。莫氏一方治胃气痛颇验。方用艾叶十片，揉碎在铜器内，微火炒黄，将盐卤二钱拌入炒干，取出研细末，用烧酒一杯送服，俟腹内作响，或降气或吐清水即愈。戒食茶水、油腻数日，逢初二、十六再进一服，淡盐汤下，永不发矣。此方平淡而有效，惟须临时修合，并不得令妇女鸡犬见之。]

腰脚疼痛 扫帚子三钱，炒黄研末，用黄酒冲服，即止。

筋骨疼痛 治夹板状不可忍者。

骡子修下蹄爪甲，烧灰存性，研末。或黄酒，或滚汤调服，立愈。

水肿 田螺不拘多少漂净，加香油一盏于水内，其涎自然吐出。取涎晒干为末，每服不过二分，酒调下。水自小便下，气自大便出，肿即消散，再服养脾胃之药即愈。

[庚生按：水肿用前方治之，内有积热者为最宜。忆香祖笔记中载一方颇简便，予曾试用有效。方用老丝瓜络三条（去子剪碎），巴豆四十九粒（去壳），将巴豆和丝瓜络同炒，俟巴豆深黄色，去巴豆入黄米三合，同丝瓜络同炒，至米黄为度。取米研粉为丸，如梧子大，每服三十粒，用苡仁汤下，神效。]

哮喘 鸽粪，用瓦烧红，将鸽粪放上，自然成灰，研细末，好酒送下，立止。

（又方 僵蚕七条焙黄，为末，或米汤，或茶酒下。）

（庚生按：治哮喘用圆明散得效甚捷。方用瓜蒌二枚，每个上开一孔，入明矾如蚕豆大五粒，盖好，在瓦上煅存性，研末。以熟萝卜同食之，药尽病除。）

（又 孟河马氏治哮喘秘方亦奇验。方用白果十一枚（炒香）　黄芩五分　杏仁一钱　麻黄一钱五分　苏子一钱　法半夏一钱　款冬花一钱　桑白皮一钱　甘草五分煎服。)

痰饮吐水

赤石脂一斤（捣，筛）　日服方寸匕，酒饮加至三匕。至三日，服尽一斤，终身不吐痰水，又不下痢，能补五脏，令人肥健。有人患痰饮，服诸药不效，服此遂愈。

酒积

年久者饮酒即痛及吐。

桃奴不拘多少，为末。酒服三钱，其效验如神。

酒积酒毒

天南星一斤，土坑烧赤，沃酒一斗入坑，放南星盆覆，泥固济，一夜取出，酒和水洗净切片，焙干为末，入朱砂一两，姜汁面糊如梧子大。每服五十丸，姜汤下。

积块黄肿

年久砂锅研末，水飞过，作丸。每酒服五钱。

风眼赤烂　明净皮硝一盏，水三碗，煎融，露一宿，滤净澄清，朝夕洗目，二日红即消散，暴年大小愈。

洗眼中星

白蒺藜三钱　水煎，洗之三日即无星。

（附方：目中起星，以人乳磨山慈菇汁滴目中，日三四次即退。）

红眼

荸荠汁涂上即愈。

痘入目中

猪血点之即不生翳，或以鳝鱼尾血点之，即移开。

睡起目赤

生地黄汁浸粳米半升晒干，三浸三晒，以米煮粥食一盏，数日即愈，以其能清血热也。

目生翳膜

细料白瓷盅一个，大火煅过，研极细末，筛

过，加雄黄二分，为末。早晚各点少许，不可多用，以牛角簪拨出翳膜为妙。若红肿，用人指甲末点四角即愈。

（庚生按：去翳用白瓷盅，须择旧碎瓷如哥窑、白定、粉澄、明建等瓷，用之方可。且需细研细筛，用水飞过，研至无声为妙，一或不慎，无益有损。新者万不可用！）

（附：去赤翳方　田螺一枚去靥，以川连细末掺入，露一宿。早晨取化出之水点之，即退。）

喉风

木鳖用碗片刮去皮毛，取仁切薄片，浸冷水内三时许，撬开病人口，连水滴下，润至喉间，立时见效。

惊气失音

密陀僧末一匕，茶调服即愈。

咽中结块　不通水米，危困欲死

百草霜蜜丸如芡实大。用新汲水化一丸灌下，甚者不过二丸，名百灵丸。

小儿舌膜　初生小儿有白膜皮裹舌尖，或遍舌根，急以指甲刮破令出血，以烧矾末如绿豆大，敷之，若不刮去白膜必哑。

鼻血不止

蒜一枚去皮捣如泥，作饼子如钱大。左鼻出血贴左足心，右鼻出血贴右足心，两鼻俱出俱贴之，立瘥。

鼻中肉坠

藕节有须处，烧灰存性为末，吹患处。此方见《养生经验全集》。

喷嚏丸　治中风不语、尸厥等症，中恶、中恶俱妙。

生半夏三钱为末，水丸如黄豆大，塞鼻孔中必喷嚏，如不止，以凉水饮之，立止。

（庚生按：此方兼治五绝、中痰等症。半夏以研细末吹入鼻中为宜，盖为丸塞鼻，每致闭气，反为害矣；或临用时以水为丸，庶无干硬闭窍之弊。）

灌鼻出涎 治远近风痫，心恙风狂，中风涎潮，牙关
不开，破伤风搐者。用肥皂角一斤去皮弦
子，切碎，以酸浆水浸，春秋三四日，夏一
二日，冬七日，揉捞去滓，将汁入银器或砂
锅慢火熬透，以槐柳枝搅成膏，取出摊厚纸
阴干收贮。用时取手掌大一片，温水化在碗
内，灌入病人鼻孔内，良久涎出为验。如欲
涎止，服温盐汤一二口即止。忌食鸡、鱼、
生冷、湿面等物。

耳鸣

生地黄切断，纸包火煨，塞耳数次，即愈。

耳内肿痛

瓦松捣汁灌之。

风热牙痛（紫金散） 治一切牙痛，去口气，大效。

大黄烧存性为末，早晨揩牙嗽口。

痧胀腹痛 凡夏月多患此症，面色紫赤，腹痛难忍。

如饮热汤，便不可救。即温汤，亦忌服。如遇此症，速以生黄豆咀嚼咽下，立刻止痛。平常食生豆最引恶心，此有痧胀从食之反觉甘甜，不知生腥气。此方即可疗病，且可辨症，真奇方也。

暑天怕风

鹅不食草阴干，用好烧酒浸一宿，干后再浸，如此七次。若右边痛将草塞右鼻，左痛塞左鼻，约一时许，鼻流冷水即愈。

痞块

八月白露后，收糯稻上露，晚间服二次，即消。

膈气

壁虎两条，雄一雌一。先备小竹筒二个，置真麻油，入虎浸一宿，放在古瓦上慢火炙脆，取末。每一钱加麝香三分和匀。每服只用一分二厘，作三次服下，一次五厘，二次四厘，三次三厘，烧酒送下，即开关。先进稀粥，三五日后方可吃饭。如初起者一服即愈，久者二服全愈。

治痞积神方

陈核桃烧灰存性。如患痞者，小儿每岁服一厘，十岁以上只可服一分，不得多服，大人亦只服一分。滚汤调服，须秤极准分两，不可多少。服至二三日，便泻黑粪。十日以后，必出鼻血一次。患者勿惧，此是药验也。必待黑粪变为黄粪，痞渐消散，然后停药。此方百发百中。

（庚生按：痞积症小儿为多。此方初起为宜，如日久者，不若华阴李孝廉方为妥善。于尝试验，屡有奇效。方用大枣百枚去核。以生军切如枣核大，塞于枣内。用面裹好煨熟，捣为丸如蚕豆大。每服七丸，日再服，神效。）

盗汗

五倍子去蛀末，炙干研末。男用女唾，女用男唾，调糊填脐中，外用旧膏药贴之，勿令泄气，两次即愈。

（唐生按·溶汗用此方极灵验，且有益无损，予尝加入龙骨等份同研，加法用之。并可治梦遗滑精等症，神效非常。）

消渴饮水

密陀僧二两研末，汤浸蒸饼。，丸如梧子大，浓煎蚕茧，盐汤或茹根汤或酒下，一日五丸，日增无丸至三十丸止，不可多服。五六服后，以见水恶心为度，恶心时以干物压之自定，此方甚奇。

白浊

羊角火煅，刮灰末三钱，酒下立除。

止呃逆

刀豆子烧存性，白汤调服，立止。

变通丸　治赤白痢，日夜无度及肠风下血。

黄连二两　吴茱萸二两　汤泡七次，同炒拣出，各自为末，粟米饭丸如梧子大，分贮。每服三十丸。赤痢用黄连丸十五粒，甘草汤下；白痢用茱萸丸十五粒，干姜汤下；赤白痢各用十五丸，米汤下。（按：白痢未必皆寒，干姜宜酌用。）

治痢初起　不问男妇、室女、妊娠、小儿，皆治之。

白萝卜二三斤，洗净连皮放石臼内，捣碎绞取浓汁。如十岁以内小儿，每日吃一饭碗，大人每日吃二三饭碗，俱要冷吃不见火。忌荤腥杂味，并治疫痢如神。

（庚生按：治痢用银花为炭，赤者白糖冲下三钱，白者赤糖冲下三钱，即止。）

（又方　赤痢以白鸡冠花，白痢以赤鸡冠花，烧灰存性，酒下神验。并治赤白淋。）

血崩　诸药不效，服此立止。

甜杏仁皮烧存性，为末。每服三钱，空心热酒调下。

（庚生按：血崩一症极危极险。予尝治一老年妇人，骤然崩注，百药不效。偶捡药谱，明疗中载一方，用女贞

子五钱　当归身三钱　北沙参三钱　新会皮二钱五分　莲肉五钱　丹参一钱五分　缩苓三钱　各为粗末　用小雌鸡一只，以粗麻线，勒紧去毛并肠杂入药，与鸡腹内煮半周时，去药食鸡及汤，因尚平安，试之即止，其后屡用屡效。）

梦泄

紫花地丁草捣为膏，贴脐上，立止。

红白淋带

莲蓬三十个，连根连子取来。将十根连壳用水五碗煎三碗服之。不止，再服一剂；连服三剂，即除根。

（庚生按：淋症方用冬瓜二三枚，每日煮食二三斤自愈，颇有奇功。如系血淋，用干柿饼烧存性研末，米饮下，亦神效。）

乳汁不通

白蚕为末，酒服二钱，少顷以芝麻茶一盏投之，梳头数十遍，乳汁如泉也。

生乳　产后无乳。

用莴苣三五枝煎服，立下。

乌痧惊风　遍身都黑者，急推向下。

黄土一碗捣末，入陈醋一盅炒热，包定熨之，
引下至足，刺破为妙。

急慢惊风　吊眼、撮口。搐搦不定。

代赭石火烧醋淬十次，细研水飞晒干。每服
一钱或五分，金器煎汤调下，连服三剂。小
儿足胫上有赤斑，即是惊风气已出，病即安
也，无斑点者不可治。（按：急惊风用青蒿
梗中虫焙干研末，调灯芯灰末少许，服之极
神效。慢惊风则当投温补者，此方宜
酌用。）

小儿舌笋　小儿不吮乳啼哭者，即看舌上起白泡一
粒，名舌笋，如不治即死。

鲜生地取汁。如无生者，以干生地凉井水浸
开，捣烂取汁，涂患处数次，立愈。

蚬子水 痘后以水洗面，渐生肌肉，并无斑痕，用活蚬子
不拘多少，以水养五日，每日取此水，常洗手面。

狐臭

凤仙花不拘红白，捣成丸，挟腋下，待干再
换，每日易三四次，二三日内腋下结有黑痣，
以炉灰调水点去

验胎方 经水三月不行，欲知是胎与否，以此验之。

川芎末一匙，用蕲艾煎汤，空心调服。腹内微
动是胎，不动者非也。

神仙外应膏 治筋骨疼痛，手足拘挛。

川乌一斤为细末，隔年陈醋入砂锅内，慢火熬如
酱色，敷患处。如病一年者，敷后一日必发痒，
痒时令人将手轻拍，以不痒为度。先用升麻、皮
硝、生姜煎汤洗之，然后上药，不可见风。

鼻中衄血

大蒜捣烂贴足心，血止拭去，或用茅花三五

钱，煎汤服。

（庚生按：鼻血一症小儿为多。日久不愈，亦能损人。此二方只可暂止，未能去病。如用大红石榴花阴干研末，嗅之亦愈。）

稀痘神方

凡婴孩无论男女，用肥大光洁川楝子，一岁至三岁者七个，捣烂，用水三碗，在新砂锅内煎浓，倾入盆内，避风处将新稀白布一方蘸水，自头至足，遍身洗擦，不留余空。仍将布拭干，避风一刻；四五岁者用川楝子九个，水五碗；六七岁者用川楝子十五个，水七碗；八岁至十岁用川楝子二十个，水九碗；十一岁至十五岁用川楝子三十个，水十五碗，照前煎浓。擦洗、捣烂时忌铁器，非但不出痘，并能免疮疥。如不信，或受或足留一处，将来出痘时必聚一块。此系神效仙方。洗时，须择除日，洗七次。如五月至八月初，内有七个除日，正在热天，尤妙。

单方外治门

国老膏 治一切痈疽诸毒，预期服之，能消肿逐毒，使毒不内攻，功效甚大。

大横纹粉草二斤（捶碎），河水浸一宿，揉取浓汁。再以密绢绞过，入银石器内，慢火熬成膏，以瓷罐收入。每服一二匙，无灰酒或白滚汤下。平日服丹药以致毒发者，亦可解。

乌龙膏 治一切痈疽发背、无名肿毒初发，焮热未破者，立效。

隔年小粉，愈久愈佳，以砂锅炒之。初炒如饧，久炒则干成黄黑色，俟冷定研末，陈米醋调糊熬如漆，瓷罐收之。用时摊纸上，剪孔贴之患处，觉冷，疼痛亦即止。少顷觉微痒，听其干燥，弗动，久则毒自消，药力尽自然脱落矣。

消痈酒

万州黄药子半斤，紧重者为上，如轻虚是他州所产，力薄，用须加倍。取无灰酒一斗，投药入中，固济瓶口，以糠火烧一周时，待酒冷乃开。时时饮一盏，不令绝酒气，经三五日后自消矣。

止肿毒

蓖麻仁捣敷，即止。

恶疮疔毒

觅极大蜘蛛，其飞丝能过墙者最妙，捣烂，以热酒冲服，毒气立消。

快马痈

山药磨砂糖水，搽围，即散。

寿星散

专制恶疮痛不可挡者，掺之不痛；不痛者知痛。

大南星一味为末。如背疮大痛者，遍掺于上，即得安卧。不痛者，掺之知痛，即可治也。

乳岩

用桑叶脂不拘，头二叶摘去半段，取后半段脂三分，黄柏八钱，水煎干，止用三分。饭锅蒸一次，夜露一宿，涂患处。虽烂见骨者，亦能收口平复。

多骨痈

紫玉簪根捣烂敷上，其骨自出。

疔疮

菊花叶捣烂取汁，入酒尽量饮醉，将渣敷患处，次日即愈。

起杖疮疔皮

羊粪烧灰，香油调敷疔上，以腊油膏药盖之，一二日即下。

横痃便毒

鸡子一个，头上打一小孔，将红娘子六个装入内，用草纸包鸡子，慢火煨熟，去红娘子，止食鸡子，酒送下。

一切痈疽

赤小豆四十九粒为末，用水调涂，无不愈者。但其性黏，干则难捣，入苎根末少许，则不黏矣，此法尤佳。

脱疽

此症发于脚趾，渐上至膝，色黑，痛不可忍，逐节脱落而死。亦有发于手上者。

土蜂窠研细，用陈醋调搽，应手而愈。

指生天蛇

鸡子开一孔，将指套入内，待蛋化水，又换一个。如此三枚而已。天蛇痛臭甚者，黑豆生研末，入茧内笼之。

诸疮胬肉　如蛇出数寸者。

硫黄末一两，肉上敷之，即缩。

棉花疮

逼蛇草叶捣汁，用好酒冲服。将药渣敷疮上，即消。

痈肿无头

黄葵花子研末，酒冲服。一粒则一头破，两粒则两头破，神效异常。

消瘤

极细铁屑醋拌，放铜勺内煅，干，再拌，如此三次。研细，再用醋调敷，觉患处不甚适意。过一宿，剥去再敷，以平为度。

腋下瘰瘤

长柄葫芦烧存性，研末，擦之，以消为度。

头疮生蛆

以刀刺破疮，挤丝瓜叶汁搽之，蛆出尽，便绝根矣。

乳痈

佛手、山药捣敷患处，但围四周，露出头，次日即出脓消去，最验。

（又方　名一醉消：石膏煅红，出火毒，研细。每服三钱，温酒下，尽醉为度，睡觉再进一服。）

（庚生按：一醉消方须量人虚实用之，不可轻投。予尝以杨氏秘方试之甚效，较此稳妥也。方用泥鳅一尾，捣极烂，入生豆浆搅匀，涂敷患处即消。此方兼治肿毒初起。）

乳头裂破

秋月冷露茄子裂开者，阴干烧存性，研末。水调，涂之即愈。

（庚生按：此方极神验。）

瘰疽毒疮

肉中忽生黯子如粟豆大者，如梅李，或赤、或黑、或青、或白。其中有核，核有深根，紫黑色，能烂筋骨，毒入脏腑即死。宜灸黯上百壮，以酸模叶敷其四面，防其长也。内服葵根汁，其毒自愈。（酸模叶平地亦有，根、叶、花形同羊蹄，但叶小味酸为异，其根赤黄色）

甲疽延烂

疮肿黄水浸淫相杂，五指俱烂，渐上至腿脚，泡浆四起，如火烧疮，日夜怪憎，医不能疗。

绿矾石五两，烧研末，色如黄丹，收之。每以盐汤洗拭，用药末厚敷之。再以软帛暖裹，当日即脓断疮干。每日一遍，用盐汤沈濯，有脓处劈使洗净，敷药，其结痂处不须近。但有急痛者，涂酥少许令润，五日即觉痂起，依前洗敷十日，痂渐剥尽，软处或更生白脓泡，即擦破敷之，自瘥神效。

鹅掌风

香樟木打碎煎汤，每日早晚温洗三次，即愈。

腿臂弯生疮　两腿两臂弯生疮，痛痒经久不愈。

多年风窗上蠡壳烧灰，以腌猪油同捣如泥，涂之，经宿即愈。

散毒　围诸般肿毒。

柳枝尖头十数斤，入锅内熬膏，如砂糖样。加蜜半斤熬收，以瓷器贮用。

洗癞头方

蜗牛数十条洗之，二次即愈，此方神妙。

（庚生按：癫头用蜗牛洗固有效，然不及用壳虾、白糖同捣烂，于剃头后敷之，神验。但敷后痒不可当，切不可搔，待其结痂自落即痊。如或未净，再敷一二次，无不痊也。历试多人，皆验。）

痰核

整五倍子入砂锅炒黄，为末，以好醋调膏，摊敷患处，易六七次即愈。不论新旧俱验。

咽舌生疮

吴茱萸末醋调，贴两足心，过夜即愈，盖引热下行也。

喉鹅

人已气绝，心头微热者，药入口，听有声，能下咽，无不活。

冬月取母猪粪，放在屋上日晒夜露七八日，用炭灰煅至烟尽为度，以水调和，徐徐灌之。此须平日收贮，急切岂能待七八日耶？

跌打损伤

苍蝇老虎数个捣烂，好酒冲服即愈。

（庚生尝得一方于江湖卖药者，试之颇效。方用玫瑰花四十九朵 黄菊花四十九朵 红月季花七朵 土鳖虫七枚 共研细末，用童便分三次冲服，更以野菊花根、叶捣烂敷之。又方用大魁栗研细末，干敷或嚼烂敷之，亦效。）

金疮　兼治无名肿毒。

圆眼核不拘多少，用火炙枯存性，研末，掺之即愈。如治无名肿毒，用冷水调涂亦妙。

颠扑欲死　一切伤损，从高坠下，及木石所砟，堕马翻车，瘀血凝滞，气绝欲死者。

净土五升蒸热，以红布重裹，作二包，替换熨之。勿过热，恐伤皮肉，痛止则已。

金刃不出　入骨缝中者。

半夏　白蔹　等份为末，酒服方寸匕。日三服，至二十日自出。

被砍断筋

旋复花根捣汁，滴患处，仍以滓敷之。日三

易，半月后断筋能续。

乳岩 硬如石者。

槐花炒黄为末，黄酒冲服三钱，即消。此病乳中先生硬块，初起大如豆，渐大如鸡卵，七八年后方破烂。一破之后，即不可治矣。宜服后方：生蟹壳数十枚，放砂锅内焙焦，研细末，每服二钱，陈酒冲服，不可间断。

（庚生按：蟹壳方颇有效，惟不宜多服。多则每至头昏作呕，不可不知。且蟹壳及蟹爪最能堕胎，有娠者慎勿误投！尝见吾师马培之先生治此症，每以逍遥散为主，量为加减，应手辄愈。盖乳头属肝，乳房属胃，此症之成，胥由二经致疾耳。杭妇郑姓者患此症后，得一方，服之奇验。方用龟板数枚炙黄，研细，以黑枣肉捣和成丸，每服三钱，以金橘叶煎汤下。）

火烧疮

管仲一味煅灰，香油调，涂之，立刻止痛。

火烧烂 此症切不可浸冷水中，致热毒内攻，火烂至骨。

好酒十二斤，倾入浴缸内，略温，令患者坐酒中浸之，虽极重小不死。

（又方　火燎油烧伤，痛不可忍者。

好酒一盅　鸡子清三个　搅匀，入温汤内炖熟，搅如稀糊。候冷用软笔刷患处。半日觉痒，痒后，即以杨梅树皮炙存性，为细末，香油调敷。）

（庚生按：火烧伤方颇多。旧有极验二方，附于下。敷药方：用陈年小粉炒黑色收好，临时以筛极细敷患处。如皮已破烂，即干掺之。如尚未破，用陈菜油调涂，立即止痛。此西人方也，屡试神验。汤药方：用生大黄五钱　当归四两　荆芥三钱（炒）　生甘草五钱　黄芩三钱　防风三钱　绵芪三两　茯苓三两　用水三碗煎至一碗，温服，不可改动分量。此方实有起死回生之功。）

汤火伤

秋葵花瓣不拘多少，真菜油调和如厚糊，装入瓶内收贮。次年花瓣腐烂，即可敷用，愈陈愈妙。（按：此方用麻油浸尤妙。如无此药，用地榆末麻油调搽，亦妙。火伤毁肢体者，以鸡蛋煮熟，去白用黄，入猪油去膜，比鸡蛋黄稍多，同捣烂，敷之神效。此临海良医许秀山所传秘方也。）

（庚生按：此方屡经试验，极效。）

癣 身面上如钱大者，擦之如神。

巴豆五六个去皮打碎，包绢内擦之，好肉上不可擦。

水肿脚气 未全消者。

甘遂末涂腹，绕脐令满。内服甘草水，其肿便去。

［庚生按：水肿脚气一症，即俗称大脚风沙木骹是也。水乡农人多患之。一肿不消，与寻常脚气发过即消者迥别。此因伤络瘀凝，气阻风湿，热邪夹杂，留恋日久不出，致成此恙。故病初起，必胯间结核而痛，憎寒壮热，渐而下行，至足即肿胀木硬，终身不便，诚可悯也！尝见赵晴初先生《存存斋医话》载一方颇效，予屡试之有验，因录于下：葱白杵烂和蜜，罨胯核痛处。再以海蛰、荸荠同煎，至海蛰化尽，取汤吞服当归龙荟丸三钱（此丸药肆中有合成者），即能消散。若年久者，以黄柏八两（另研末） 海蛰八两（勿漂）煎汤，加葱须自

然汁和匀，丸绿豆大，每日茅根汤送服三钱。外用杉木刨花煎汤，入皮硝一两频洗，更以蓝布浸盐束之，无不愈者。并治鹅掌风及脚气，一切其效。]

口吻生疮

砂仁壳煅，研末，抹之即愈。

一抹膏   治烂弦风眼。

真麻油浸原蚕沙二三日，研细，以篦子涂患处，不问新旧，隔宿即愈。

肛门痔痛

木鳖仁带润者，雌雄各五个，研细作七丸，用碗覆湿处，勿令干。每一丸以唾化开，贴痔上痛即止，一夜一丸自消。

[庚生按：木鳖有番鳖（无壳）、土鳖（有壳）之分，无雌、雄之别，此宜用番鳖。痔疮症既不一，方亦极夥。予尝试验一方，颇平善有功，附录于后。先以甘草汤将痔洗净，后用五倍子七枚　荔枝草二两，砂锅煎水熏洗之，即愈。荔枝草一名癞虾蟆草，四季皆有，面青背白，麻纹垒垒，奇臭者是。]

疗疮走黄

陈年苔菜研末，敷上即消肿收口而愈。试过无不效者。（按：疗疮走黄，急取芭蕉根捣汁，灌之亦效。）

发背阴毒　不燉肿者是。

雄鸡冠尖剪开少许，悬脚向下，滴血疮上，血尽再换。不过五六鸡，止痛消毒，不数日自愈。

项下气瘿

自然铜贮水瓮中，逐日饮食皆用此水，其瘿自消。（或烧烟气，久久吸之，亦可。）

单方杂治门

误吞铜钱

古文钱十个　白梅肉十个　淹过即捣烂，和丸如绿豆大。每服一丸，流水吞下，即吐出。

（又　误吞铜钱及金银，用羊胫骨灰三钱，米汤调下。次早由大便解出。）

（庚按．误吞铜铁，不若用松木炭研末，饴糖调服。虽金银亦能出，惟宜多服。）

拔白换黑

老姜刮取皮一大升，于久用油腻锅内，不须洗刷，固济勿令通气。令精细人守之，文武火煎之，不得急火。自旦至夕，即成矣，研末。拔白后。先以小簪点麻子大入孔中，或先点须下，然后拔之，以指拈入。三日后当生黑者。

竹木刺眼

白头颈蚯蚓掐断，滴血入眼，即出。

临杖预服

无名异末，临时温服三五钱，受杖不甚痛，亦不甚伤。

食生米

男子妇人因食生熟物，留滞肠胃，遂生虫。久则好食生米，否则终日不乐，憔悴萎黄，不思饮食。

苍术用米泔水浸一宿，锉焙为末，蒸饼丸桐子
大。每服五十丸，米饮下，日三服，即愈。

齿黄

糯米糠烧取白灰，旦旦擦之，黄色自退。

飞丝入眼

京墨点眼，以灯草拨去。若入口，以紫苏叶细
嚼，白滚汤送下。又荷花缸内细泥汁点之，即
刻消愈。

小儿初生无皮　因受胎未得土气也。

车辇土研，敷之，三日后生肤。

（又方米粉用绢袋包好，扑小儿周身，亦甚验。以其
得谷气也。）

嗜酒不已

苍耳子七枚烧灰，投酒中。饮之，即不嗜。

固齿灰

腊月腌猪羊骨煅灰，研细末。每晨擦牙，不可

间断。至老其效益彰，头上齿骨尤佳。

实女无窍

铅作铤，逐日纴之，久则自开。

秃鬈发稀

川椒四两酒浸。日日搽之，自然长出。

小儿鳞体 皮肤如蛇皮鳞甲之状。由气血痞涩，亦曰胎垢。

白僵蚕去嘴为末，煎浴之。如蛇蜕去，便愈。

儿阴被蚓吹肿

雄鸭涎抹之，即消。

猘犬咬伤 猘犬咬伤，若不医治，每致害命。急于无风处，以冷水洗净。即服韭汁一碗，隔七日又一碗，四十九日共服七碗。百日内忌食酸咸，一年内忌食鱼腥，终身忌食狗肉，方浔保全，否则十有九死。

〔庚生按：猘犬咬伤极危险，此方颇平妥可用。又孟河马氏一方，用万年青根一二斤，打汁温服（勿炖热，以微温为妙）一二碗，将渣敷于咬处，扎好勿令脱落。次日再照式敷服一次。虽癫狗咬后，日久目红音嘶，不知人事者，三五服自愈。若平常狗咬，只须二三两，取汁温服，一二次即愈。予尝试验极效，此方并治蛇咬。蛇咬、犬咬均有牙垢毒气留于肉中。最好咬伤后即刻用热小便洗之，万不可畏痛勿洗。且蛇咬更须细洗，防其断牙在内，如有断牙，须用物取出，更挤去恶血，用小便洗净，再用敷药。再古方书猘犬咬伤，每用斑蝥入药，为丸为散，服后无益有损，万不可用。切记！切记！]

蛇虺咬伤

看伤处有窍是雄蛇，无窍是雌蛇，以针挑破伤处成窍。然后取野苎蔴嫩头捣汁，和酒服二三盏，以药渣敷伤处，能令毒从窍中出。伤愈，将渣弃水中，永不复发。

百脚咬伤

灯草烧灰，敷伤处，即止痛。

又方蜈蚣咬伤

嚼香附涂之，立效。

（庚生按：西人治蜈蚣咬，以白胡椒口嚼涂之，良已。）

猫毒螫伤

猫溺涂，甚妙。（用蒜片擦猫牙，溺即下。）

毒蛇咬伤

急饮好醋一二碗，令毒气不随走。或饮香油一二盏，然后用药。需要将绳扎定伤处两头。次用白芷为末，白水调下半两许服之，顷刻咬处黄水出尽，肿消皮合而愈。

精清不孕

凡煮粥，滚锅中面上米沫浮面，取起加炼过盐少许，空心服下，其精自浓，即孕矣。

（庚生按：此紫竹林秘传单方也。但须用粥油，并非初滚结聚之沫，乃粥将成时厚汁滚作一团者。袁了凡先生谓为米液，专能补精。《纲目拾遗》言其能实毛窍，滋阴之力胜于熟地。诚然！诚然！）

妇人乳胀

用本妇梳上垢，刮下为丸，滚水送下。

截溺 举子廷试用之。

临期用银杏五十枚，清晨煎汤饮之，便可终日
不溺。

面上黑气

半夏焙，研末，米醋调敷，不可见风。不计遍数，
从早至晚，如此三日。皂角汤洗之，面莹如玉也。

舌肿 舌忽肿出口外，是受蜈蚣毒。

雄鸡血一小杯，浸之即缩。

误吞针刺

用鸡睛一对，冷水囫囵吞之。其针两头穿珠，
立刻吐出。如冬天无寻处，在桑柏树下掘深三
尺，必有。

搽鱼骨鲠

五日午时韭地上，面东不语。取蚯蚓粪泥藏
之，圆如碎珠，粒粒或块为妙。遇鱼骨哽喉，
用此少许擦咽喉外皮，即消。

单方奇病门

猴子疳 是症从肛门或阴囊边，红晕烂起，渐至皮肤不结靥，或眼梢、口旁亦红。若不早治，必至烂死。凡见此症，切忌洗浴。只用软帛蘸甘草汤揩净，然后用药。虽蔓延遍身，可保立愈。此方极秘，已救人无算。

绿豆粉一两　漂朱一钱　冰片一分或二三分　轻粉一钱五分　为细末，将金汁调，鹅毛蘸敷，如无金汁，雪水亦可；或用灯芯甘草汤，亦可。

山鞠散 治妇人产后，乳忽细长，小如肠，垂过小腹，痛不可忍，名曰乳悬。

芎一斤　当归一斤，以半斤锉散入瓦器内，用水煎浓，不拘多少频服。仍以一斤半锉块，于房内烧烟，令病人将鼻吸烟。如或未愈，再用黄芪八两煎服，如尚未缩上，再用冷水磨蓖麻子一粒，贴其顶心，片时后洗去，则自安矣。

产后肉线　产后用力，产户垂出肉线，长三四尺，触之痛引心腹欲绝。

用老姜连皮三斤捣烂，入麻油二斤拌匀炒干。先以熟绢五尺折作方袋，令人轻轻盛起肉线，使之屈曲作团，纳入产户。乃以绢袋盛姜，就近熏之，冷则更换。熏一日夜缩入大半，二日尽入。内服补气血之剂。此乃魏夫人秘传怪病方也。但不可使肉线断，断则不可治矣。

（庚生按：此症予尝见之。肉线长尺余，有如蚯蚓。色白，粗如灯心，触之掣痛。初未知此方，因以乳悬法治之，亦瘥。以黄芪一斤　川芎一斤　当归一斤　以半剂煎服，以半剂锉细，烧烟熏之，令病人口鼻吸受药气、药烟为妙。）

发瘕饮油　病发瘕者，欲得饮油。

用油一斤，入香泽煎之，盛置病人头边，令香气入口鼻，疲极眠睡，虫当从口中出，急以石灰粉手，提取抽尽，即发瘕也。初出如不流水中浓苔形。

（又　治胸喉间觉有瘕虫上下，常闻葱、豉食香。此乃发瘕虫也，一日不食，开口而卧，以油煎葱，吮令香，置口边，虫当出出，以物引去之，立愈。）

（又　有饮油五升，方快者不尔则病。此是发瘕入于胃，气血聚之，化为虫也，用雄黄半两为末，水调服之，虫自出也。）

截肠怪病　大肠头出寸余，极痛苦。干则自落，又出，名为截肠病。若肠尽即不治。但初觉截时，用器盛芝麻油坐浸之，饮大麻子汁数升，即愈。

米瘕嗜米　有人好吃生米，久则成瘕。不得米则吐出清水，得米即止。米不消化，久亦毙人。

白米五合　鸡屎一升　同炒焦为末，水一升，顿服，少时吐出瘕，如研米汁，或白沫，淡水乃愈也。

灸疮飞蝶　艾灸火疮，痂退落疮内，肉片飞如蝶形，腾空而去，痛不可言。是血肉俱热，怪病也。

朴硝五钱　大黄五钱　为末，水调下，微利

即愈。

伐毛丹　治鼻中毛出虫，昼夜可长一二寸，渐渐粗圆如绳，痛不可忍，摘去复生。此因食猪羊血过多所致。

乳香一两（灯草拌炒）　硇砂一两　为末，饭丸如梧子大。每空心临卧各服十丸，滚水送下，自然退落。

（庚生按：硇砂疑是硼砂之误。盖硇砂即猛且烈，能化血肉为水，即肆中伪充之盐硇，亦猛烈。盐苦，断不能用至如许之多，切宜加慎为是。）

血壅怪病　遍身忽然肉出如锥，即痒且痛，不能饮食，名曰血壅。不速治必溃。

赤色鲜葱煎汤淋洗，再吃豆豉汤数盏，自安。

眉毛摇动　目不能交睫，唤之不应，但能饮食。

蒜三两杵汁，调酒饮，即愈。

脐虫　腹中如铁石，脐中水出，旋变成虫，行绕匝身痒难忍，拨扫不尽。

苍术浓煎汤浴之，仍以苍术末、入麝香少许，水调服。

筋肉化虫
有虫如蟹走于皮下，作声如小儿啼，为筋肉之化。

雄黄一两　雷丸一两　为末，掺猪肉上，炙熟，吃尽自安。

热毒
目赤，鼻胀大喘，浑身出斑，毛发如铁。乃因中热毒，气结于下焦。

滑石一两　白矾一两　为末，作一服。水三碗煎半碗，不住饮之。

虱出
临卧浑身虱出，约至五升，随至血肉俱坏。每宿渐多，痛痒不可言状，惟吃水卧床。昼夜号哭，舌尖出血，身齿俱黑，唇动鼻开，连饮盐醋汤饮十数碗，即安。

病笑不休
食盐煅赤，研，入河水煎数沸，啜之。探吐热痰数升，即愈。

灸疮出血　灸火至五壮，血出不止，遗尿，手冷
欲绝。

黄芩二钱（酒炒）　为末，酒服即止。

睛垂至鼻　人睛忽垂至鼻，如黑角色，痛不可忍，或
时时大便血出作痛，名曰肝胀。

姜活煎汁，服数盏，自愈。

离魂　凡人自觉本形作两人，并行并卧，不辨真假
者，此离魂病也。

辰砂、人参、茯苓各等份，浓煎。日饮，真者
气爽，假者化也。

（又方　倩女离魂汤：用人参一钱　龙齿一钱　赤茯
苓一钱　煎汤服。）

大肠虫出不断　断之复生，行坐不得。

天名精五钱　为末，水调服，自愈。

气奔　遍身皮肉内，滚滚如波浪声，痒不可忍，抓之
出血，谓之气奔。

苦杖二钱　人参二钱　青盐二钱　细辛七分　水

煎，缓缓饮尽便愈。

便后出血 小便后出鲜血数点而不疼，饮酒则甚。

镜面草捣汁，入蜜少许，进两服即愈。

纲缊结 疟后口鼻中气出，盘旋不散，凝如黑色，过十日渐至肩，与肉相连，坚胜金石，不能饮食，煎泽泻汤，日饮三盏，连服五日愈。

脉溢 毛窍节次出血不止，皮胀如鼓。须臾目、鼻、口被气胀合，此名脉溢。

用生姜自然汁和水各半盏，服之即安。

寒热 四肢坚如石，击之如钟磬声，日渐瘦削。

用茱萸、木香等份，煎汤饮之，即愈。

头脑鸣响 状如虫蛀，名天白蚁。

茶子为末，吹鼻中，立效。

荡秽散 妇人月事退，出作禽兽之形欲来伤人。先将绵塞阴户，即顿服没药末一两，白滚汤调下，即愈。

烂痘生蛆

嫩柳叶铺席上卧之，蛆尽出而愈。

肉坏 凡口鼻出腥臭水，以碗盛之，状如铁色，虾鱼走跃，捉之即化为水，此肉坏也，须多食鸡馔，即愈。

石室秘方 凡人无故见鬼如三头六臂者，或如金甲神，或如断手无头死鬼，或五色之状，皆心虚而崇凭之。

白术三两　苍术三两　半夏一两　大戟一两　山慈菇一两　天南星三钱　附子一钱　各味细末，加麝香一钱，为末成饼子。凡遇此病，用一饼，姜汤化开饮之，吐出痰碗许而愈。

活水止虱丹 凡人背脊裂开一缝，出虱千余，乃肾中有风，得阳气吹之，不觉破裂而虫现。

熟地三两　山茱萸三两　杜仲一两　白术五钱　防己一钱　豨莶草三钱　服二剂，虱尽死，即愈。

（又方　蓖麻子三粒研成膏，用红枣三枚捣为丸如弹子大，水烙之翦衣上，则虱死而缝合。）

腹中生蛇　此乃毒气化成，或感山岚水溢之气，或四时不正之气，或感尸气、病气而成也。

雄黄一两　白芷五钱　生甘草二两　为末，端午日修合，丸如桐子大，粽子米合而丸之。饭前食之，饭后必痛。用力忍之，且不可饮水，一饮水则不效矣。

（又方　白芷一味为丸，每日米饮送下五钱，亦愈。）

杜隙汤　人足上忽有孔，血如一线者，此乃酒色不禁，恣意纵欲所致。流血不止，即死。

米醋三升煮滚，以两足浸之，即止。后用人参一两　当归三两　为末煎参归汤，以穿山甲末调之而饮，即不再发。

（庚生按：此症世常有之，古方书亦有治法。盖即血箭是也。）

化痒汤　肠胃中觉痒而无处扒搔着，乃火郁结不散也。

天花粉三两　栀子三两（炒）　柴胡三两　白

芍一两　甘草二钱　水煎服，即愈。

救割全生汤　凡人身先发痒，以锥刺之；再痒，以刀割之，快甚；少顷痒甚，刀割觉疼，尖流血不已。

人参一两　当归二两　荆芥三钱　水煎服。三剂痛痒皆止。贫者无力买参，用黄芪二两代之。

体中蚓鸣　凡人皮肤、手足之间，如蚯蚓唱歌者，乃水湿生虫也。

蚯蚓粪水调敷患处，即止。如再鸣，用白术五钱　薏仁一两　芡实一两　生甘草三钱　黄芩二钱　附子三分　防风五分　水煎服，即愈。

（按：《验方新编》亦载此方。）

臂生人面　且能呼人姓名，乃冤结所成，亦奇病也。

人参半斤　贝母三两　白芥子三两　白术五两　生甘草二两　青盐二两　白矾一两　半夏一两　上为末。米饭为丸。每早晚白滚汤送下五钱，自然渐小而愈。

舌缩入喉 不能语言者，乃寒气结于胸腹。

附子一钱　人参二钱　白木五钱　肉桂一钱　十姜一钱　服之则舌自舒矣。

舌血 出如泉者，乃心火旺极，血不藏经也。

六味地黄汤加槐花三钱，饮之立愈。

（庚生按：舌血，用蒲黄掺之，亦效。）

掌高一寸

附子一个煎汤，以手渍之，至凉而止。如是者十日即平矣。

男子乳肿

金银花一两　蒲公英一两　天花粉五钱　白芥子五钱、白芍三钱　通草三钱　木通一钱　附子一钱　柴胡二钱　炒栀子三钱　茯苓三钱，水煎服。

指甲尽脱 不痛不痒。乃肾经火虚，又于行房之后，以凉水洗手，遂成此病。

六味汤加柴胡、白芍、骨碎补，服之立愈。

指缝出虫

　　茯苓三钱　当归三钱　白芍三钱　生甘草三钱
白术三钱　柴胡一钱　人参一钱　荆芥一钱　川
芎一钱　熟地五钱　薏仁五钱　黄芪五钱　水
煎服。

粪门出虫　粪门内拖出一条，伸缩如意，似乎蛇者。

　　当归一两　白芍一两　枳壳一钱　槟榔一钱　大
黄一钱　地榆五钱　萝卜子二钱　水煎，饭前服
二剂。外用冰片点之，先用木耳一两煎洗，洗
后将冰片一分研末而扫，扫尽即缩而愈，
神验。

粪门生虫

　　蛇床子三钱　楝树根三钱　生甘草一钱　上为
末，以蜜煎成，搓为一条，塞入粪门，听其自
化，即止痒而愈。

眼内肉线

冰片一分　黄连一分　硼砂一分　甘草一分　各
为细末。用人乳调点，一时收入而愈。更用白
芍五钱　柴胡一钱　甘草一钱，茯苓三钱　白
术三钱　炒栀子三钱　陈皮一钱　白芥子三钱
水煎服。

黄雷丸

人身忽长鳞甲于腹胁者，乃龙化人，与妇人
交，即成此症。而男子与龙合，亦间生鳞甲
也，以速治为妙。

雷丸三钱　大黄三钱　白矾三钱　铁衣三钱　雄
黄三钱　上为末，枣肉为丸，酒送下三钱，立
时便下，再服，则鳞甲自落矣。

手皮现蛇

手皮上现蛇形一条，痛不可忍，以刀刺出
血如墨汁，用白芷为末掺之，少愈。如是三
次，化去。先刺头后刺尾，不可乱也。

喉中物行

人食生菜，有蜈蚣在叶上误食之，乃生蜈
蚣于胃口之上，入胃则胃痛，至喉则喉痛，饥

则痛更甚。

雄鸡一只煮熟，五香调和，乘病人睡熟，将鸡置其口边。蜈蚣闻香味自然外走，立时拿住一条或数条，出尽自愈。再以生甘草三钱　薏仁一两　当归一两　黄芪一两　茯苓三两　白芍五钱　荆芥一钱　陈皮一钱　防风五分　水煎服，十剂自愈。

病虾　手背、脚背肿大，有赤痕如虾子状，名病虾症。

蝇油盐炒，令香，以热汤淬之。泡汤药热淋洗之，即消。要服痱疬药。

病猴　尾尻骨处结毒如桃李之大，红赤燃痛，不能行动，名病。

芙蓉叶捣，酒炒。敷烂者以　尾壳火煅存性，为末，麻油调搽即愈，大效。

上水鱼　膝内臁近摺文之处结核肿痛，核形如鱼状，名上水鱼。

用棱针刺恶血，以桦枯、雷霆藤、山樟子叶

捣，糟炒，缚之；又用桦枯、山雷霆藤、山苏
木、亦牛膝捣，炒，缚之；又用桦枯、山雷霆
藤根皮捣，糟炒，缚之。又用七圣膏敷之，却
以九金六马散服之。

蛇虱 遍身风疹、疥丹之状，色白不痛而痒，搔之起
白泡，名曰蛇虱。
用油秽田肥株山樟子叶、樟树叶、柏叶煎水，
入醋洗之。
（又方 柏叶一味煎水洗，内服苦参丸、蜡矾丸。）

恶肉毒疮 一女年十六岁，腕软处生核如黄豆大，半
在肉中，红紫色，痛甚，诸药不效。
水银三两 白棉纸二张 揉热，蘸水银擦之，
三日自落。
（庚生按：此症屡曾见之，不独幼女，即少壮之人亦
患之，妇女更多手足皆有生者，诸医不识。予用刀将
核破出，其坚韧如牛筋。破出之后，用药收口，即了
无所苦。此症方书所无，予意名之曰恶核，惜初不知
有此方，未尝试之。）

浑身燎泡　如棠梨状，每破则出水，内有石一片如指甲大，其泡复生，抽尽肌肉，即不可活。用荆三棱、蓬莪术各五两为末，分作三服，酒调，连进自愈。

肉锥怪疾　手足忽倒生肉刺如锥，痛不可忍。

食葵菜即愈。

足钉怪疮　两足心凸肿，上生黑豆疮，硬如钉，胫骨生碎孔，髓流出，身发寒颤，惟思饮酒。此是肝肾冷热相侵。用炮川乌头末敷之，内服韭菜子汤，立效。

走皮趋疮　满颊满项浸淫湿烂，延及两耳，痒而出水，发歇不定，俗名悲羊疮。

凌霄花并叶煎汤，日日洗之，自愈。

热毒湿疮　遍身生疮，痛而不痒，手足尤甚。黏着衣被，晓夕不得睡。以菖蒲三斤晒干为末，布席上卧之。仍以衣被覆之，即不黏衣，又复得睡，不过五日、七日，其疮如失，神验。

咽喉怪症　咽喉生疮层层如叠，不痛，日久有窍出臭气。废饮食。用臭橘叶煎汤，连服必愈。

血余　手十指节断坏，惟有筋连，虫出如灯芯，长数尺，遍身绿毛，名曰血余。用赤茯苓、柴胡、黄连煎汤，饮之立愈。

猫眼睛疮　身面生疮似猫儿眼，有光彩，无脓血，但痛痒不常，饮食减少，名曰寒疮。多食鸡、鱼、葱、韭，自愈。

肉人　人顶生疮五色，如樱桃状，破则自顶分裂，连皮剥脱至足，名曰肉人。多饮牛乳自销。

消指散　有人脚板下忽生恶指，同不可忍者，乃湿热之气结成。

硼砂一分　瓦葱一两　冰片三分　人参一钱　为末，以刀轻刺出血敷之，以血尽为度，痛亦少止，再用人参二钱　白术五钱　生草二两　牛膝二两　草薢二两　白芥子二两　半夏一钱　米仁一两　水煎服，四剂可痊愈，而指尽化为水矣，外用天师膏药加生肌散，敷之即愈。

唇疮生齿　有人唇上生疮，久则疮口生齿，乃七情愁
郁，火动生齿，奇症也。

柴胡三钱　白芍三钱　当归三钱　生地三钱　川
芎一钱　黄芩一钱　黄连一钱　天花粉二钱　白
果十个　水煎服，外用冰片一分　僵蚕末一钱
黄柏三钱（炒为末）　掺之，立消。

祛火丹　脚板中色红如火，不可落地。终年不愈。

熟地三两　山茱萸五钱　茯苓五钱　甘菊花五钱
牛膝三钱　丹皮三钱　泽泻三钱　车前子三钱
萆薢二钱　元参一两　沙参一两　麦冬一两　钗
石斛一两　水煎服，十剂自消，二十剂全愈。
须忌房事三月，否则再发难治矣。

手足脱下　人伤不死，乃患处伤寒时口渴，过饮凉
水，退至四肢受病，手足堕落矣。

薏仁三两　茯苓二两　肉桂一两　白术一两　车
前子五钱　水煎服，一连十剂，永无后患。

消湿化怪汤 治脚肚肿疡。

白术一两　薏仁一两　芡实一两　泽泻五钱　肉桂五分　车前子三钱　人参三钱　牛膝二钱　萆薢三钱　白矾三钱　陈皮三钱　白芥子三钱　半夏二钱　水煎服，二剂后用蚯蚓粪一两（炒）　水银一钱　冰片五分　硼砂一分　黄柏五钱（炒）　儿茶三钱　麝香五分　各为细末，研至不见水银为度，用醋调成膏敷患处，一日全消矣。

卷 一

禁 方 禁药门

李子建杀鬼丸 辟瘟疫，杀一切鬼魅魍魉。

　　藜藋一两　虎头一两五钱　雄黄五钱　鬼臼五钱
　　天雄五钱　皂荚五钱　芜荑五钱　上为末，蜜丸
　　如皂子大。热病时气，烧一丸，安床头。

辟疫 凡入瘟疫之家，以麻油涂鼻孔中，然后入病家
　　去，则不相传染；既出，或以纸捻探鼻，深入
　　令嚏之，方为佳。

时疫大行

　　自家水缸内，每早投黑豆一把，全家无恙。

截疟

　　端午七姓人家粽尖　独囊蒜七枚　雄黄三钱
　　巴霜一钱（去油）　捣为末，小丸，朱砂为衣。

临发日未来时，棉裹塞鼻孔中，男左女右，过夜即止，去药。或用膏药些须贴眉心，止即去之。

嫁腋气

橘枸树凿孔取汁一二碗，用青木香、东桃、西柳、七姓妇人乳，一处煎一二沸，就热于五月五日鸡叫时洗了，将水放在十字路口，速回弗头，即愈。只是他人先过者，必带去也，橘枸树即枳椇也。

香草散　截疟。

香附（醋浸透，铜锅炒）一两半　草乌（面同炒，去面）五钱　为末。每用一分，临发时先时含舌上，滚汤下。老弱者七八厘，小儿五厘，极重二服即愈。

断酒不饮

酒七升　朱砂半两　瓶浸紧封，安猪圈内，任猪摇动，七日取出，顿饮。

取蛇牙 蛇毒螫伤，牙入肉中，痛不可忍者，勿令人知。和以韭叶覆其上，窄以物包之，一时折牙自出也。

禁蛙鸣

野菊花连梗叶研末，顺风撒去，其声即止。

（又方 以牛胆涂纸，置水中，亦不鸣。）

猫鬼野道

相思子一枚　蓖麻子一枚　巴豆一枚　朱砂末四铢　蜡四铢　合捣丸如麻子大。服之即以灰围患人面前，着一斗灰火，吐药入火中，沸即画"十"字于火上，其猫鬼者死也。

化金蚕

雷丸三钱为末，同白矾少许调匀，见金蚕出见时以末少许掺之，立时虫化为红水如血，蛊神必震恐作祟，倘空中有声，即将药末听其声响处望空洒去，神必大骂负心而去，永不再至矣。

辟水毒

蛇莓根捣末服之，并导下部，亦可饮汁一二升。夏月欲入水，先以少许投中流，更无所畏；又辟射工。家中以器贮水浴身，亦宜投少许。（蛇莓就地引细蔓，节节生根，每枝三叶，叶有齿刻，四五月间开小黄花，五出，结实鲜红，状似覆盆子而面与蒂不同。）

除虫蚁

惊蛰日用石灰糁门限外，免虫蚁出。

禁蝎螯

咒曰："玉女传仙摄敕，斩蚯蚓灭。"

若有蝎螯之人求治者，于患处望而取气一口，默念七遍，怒着作法咬蝎处，其痛即止，用法之人忌五厌肉。

辟蝇蚊

楝树一枝将酒糊涂之，悬挂空处，蝇飞上，不能走，收过二三次即无。放蝇必旷野，不可打死，诀曰：甘草藜芦李子花，更兼一味夜明砂，每日清晨烧一撮，蚊蝇只在两邻家。

禁蚊

端午日取浮萍一把　闹羊花一把　为末。于清明日取鳖血，和二药调匀，搽在房门上，则蚊虫一室俱无矣。

（又方　新造房屋内，柱下四隅埋蒲扇，蚊永不入。）

灭虱除蚤

百部一钱　水银一钱　茶叶一钱　黑枣三枚　研和，布包带身，不生虱。

鸽粪一钱　水龙骨一钱　风茄花三朵　打和烧烟，蛇虱、臭虫绝根。

除花菜地不生虫

楝树根烧灰盛布袋，待露水湿，撒之即除。

除灶上蝼蚁

芥菜子、巴豆、捣烂，洒灶上即除。

除灶上蟑螂灶鸡

密陀僧、狼毒、研碎，洒灶上即除。

驱蝇

腊月取鳜鱼一枚悬厕上，则一家无蝇，干者亦可。

（又　腊月八日悬猪脂干厕上，则无蝇。）

除蚤虱蛇虫诸毒

樟脑五钱　茅术三钱　苍术三钱　石菖蒲三钱

上共为末，掺床褥间及壁角诸处，则绝。

（又方　芥菜子一钱　辣蓼一钱　樟脑一钱　烧烟熏之，即除。）

除臭虫

硫黄数钱为末，和棉花子烧烟熏，二三次即绝。

辟痘入目

凡痘初起时，将独女胭脂揩眼眶，则痘不入目。一见痘时，牛蒡子不拘多少，其母嚼碎，贴儿腮门则痘不入目。

嗜茶成癖　一人病此，方士令以新鞋盛茶令满，任意
食尽，再盛一鞋。如此三度，自不吃也，男用
女鞋，女用男鞋，用之颇验。

断蜒蚰

白矾水洒其来处，又用酒脚糊纸，则蜒蚰
不食。

驱蚂蟥　二麦秆顿于水上，流水入池中，可祛蚂蟥。

辟漆气　人有见漆，多为漆气上腾，着人而生漆疮者，
川椒三四十粒捣研，涂口鼻中，则不为漆所害。

禁鬼

埋瓦石于宅四隅，捶核桃七枚，则鬼无能
为殃。

令病不复

取女中写裳带一尺烧，研末。饭服，既免

劳复。

禁蛾入火

取灯草，用冬雪水浸七日，取起阴干。暑月燃灯，凡一切虫蛾，即不奔赴。

（又方　清明早晨取井水一盆，不可落地。折柳枝一条，同灯草金其中，取起阴干。暑日燃之，可免虫蛾扑灭。）

小儿夜啼

取井边草私著席下，勿令母知。或鸡窠、猪窠中草皆可。

小儿腹痛

取树孔中草，暗着户上，即止。

辟疮瘃

人日午时，取独蒜捣烂，涂面皮、手脚，一年不生恶疮，及冬月不作冻，症不可多擦，神验。

禁 方 宁禁门

避祟

小儿额上写"十"字，此乃旃檀王押字，鬼祟见则远避。

截疟

每逢发期，先将后开名字用朱笔写就，男左女右，缚于臂上即止。 一六日田良 二七日孟逢春 三八日季天禄 四九日谢闲游 五十日任牙生。

（又 以左右一个月，用墨书："冤圆，圆行路非难，捉取疟鬼送与河官，书了，收向患疟者怀里，于江河水畔行。欲发时取出，掷向水中便归，即效。）

（又 橘叶七片，每片朱书一字："魁、魑、魍。将叶焙干为末，未发时白汤吞之。）

（庚生按："良田"或作"田良"，写时勿令人见。凡写，用朱砂新笔写在背后，用墨亦可。男左女右。甲乙日写"计天宝"，丙丁日写"冯良友"，戊己日写

"田良"，庚辛日写"任牙生"，壬癸日写"孟大春"。）

（又 病人走到背立，裼露左肩，上写："管仲午"三字，写完即走在外，不要回顾。凡用此法，须预先叮嘱病人走到，竟自袒肩，写毕竟去，不可开言。）

小儿口疮

汤瓶内卤为末，醋调。临卧时书"十"字于儿两足心，即愈。

辟蛇蝎

端午日将朱砂写"茶"字，倒贴，辟蛇蝎。

又辟蝇蚊

书"风"字、"间"字，贴壁，无蚊。

（又 端午日写"白"字，倒贴或写"仪方"亦可。）

辟蛇

于四壁柱下用倒流水研墨，书"龙"字贴之，蛇见自畏。多用瓦写"仪方"二字置四处，蛇见字畏，避之。

除虱

名五字符，吸北方煞气，一口噀笔尖卜，书"钦深湖默漆"五字于黄纸上，缀衣帐褥间，其虱自无。

蜂蜇

蜂蜇人就地以竹写"丙丁火"三字七遍，取土揩蜇处。一法掐剑诀，向空"子丑寅卯辰巳午未申"字，竖直坚至地，取土搽之，即愈。

（庚生按：以头垢敷之，立愈。或清水调矾末涂，或麻油涂，均妙。）

辟蜓蚰

端午日书"滑"字及辟蚊蚋，书"风"字"咽"字，间贴窗壁。

辟臭虫

用纸书云"欠我青州木瓜钱"。将此字贴于床脚上，忽然不见。

一云："张三贤，张三贤，买了木瓜不完钱。一去三十年。"写此贴床脚上，亦验。

一法　买木瓜一个。临卧时以手拍瓜，口念云："张世绿，张世绿，欠了河南木瓜客人钱，木瓜客人今在此，速去速去来还钱。"臭虫自遁也。

驱蛇虫

《藏经》有偈云："苦求不得，多求致怨憎。梵求菩提彻，老不见相见。"依托写倒，贴四壁外，蛇自不入。

禁燕窠

书"戊"字贴至处，又用白纸朱书"凤凰"二字，贴于窠上，即去。

小儿夜啼

用火柴头一个，长四五寸削平。面用朱砂写云："拨火杖，拨火将来捉神来，捉着夜啼鬼，打杀不要放。急：如律令！"

又将朱砂书"甲寅"二字，贴床头，即止。

化骨

左手三山诀，执净水一碗；右手剑诀，二指于水面上写"虎急化"四字，字画分明，患者吞服。

蜈蚣螫

画地作"王"字，取土掺之，即愈。

（庚生按：最妙以五指聚撮，于沙盆底或瓦上，清水磨数十转，以水搽之，立止。并治诸虫咬。或向花枝下泥上书"田"字，勿令人见，取泥搽之，立愈。）

骨鲠

用碗水虚空以手指写"天上金鸡叫，地下草鸡啼，两鸡并一鸡，九龙下海，喉咙化入沧海。"二十五字口，诵七遍，饮此立愈。

（又 书"鸟飞龙下，鱼化丹丘"，亦可。）

绝一切虫毒

"霩"五月五日午时书此，贴壁，毒虫永绝。

治汤火咒　　"龙树王如来，授吾行持北方壬癸禁火大

法：龙树王如来，吾是北方壬癸，斩天下火星

辰，天下火星辰必降，急急如津令！"手握真

武印，吹之，即用少许冷水洗，呾有火烧，手

足成疮，皆可疗。

治骨鲠咒

"红引登楼问此星，我出真人问此人。太上老

君急急如律令敕！"一气七遍，呵入茶酒中，

饮之立愈。

治骨鲠

"𩖱"喉内卡骨用此字，如利害者，照此字写

七个或九个，如吃饭即在饭碗面上，吃酒即在

酒杯面上写，写毕饮之，效。

"鱫"，喉内卡鱼骨用此字。如厉害，照前

法效。

（庚生按：或以流水半盏，先向其人，使之应，吸其

气，入水中。面东诵"元亨利贞"七遍，吸气入水，饮

少许即瘥。）

禁 方 水禁门

钉毒 治一切肿毒疮疖。若患三日内者，钉便散。若已成，即易瘥。浓墨好者，依此法于土墙上高处书之，以竹钉就中间钉之。先令病人嗽一声，便吸气，吹于竹钉上，七钉止，仍不得移动，须至诚，则神验。

钉疟 水溢仙人歌曰："疟是邪风寒热攻，直须术治免成空。常山刻作人形状，钉在孩儿土气宫。"如金生人，金在己，即钉己上；木生人，钉亥上；火生人，钉寅上；水土生人，钉申上也。

白虎病 江东人呼为历节风是也。置此于病者前自愈，亦厌伏之意也。白虎粪神，名状如猫，扫粪门下，令人病此。疗法以鸡子揩病人痛处，咒："愿送于粪堆之头上。勿反顾。"取土瓦年深，既古且润三角瓦一块，令三姓童子，候星初出时，指第一节下，火与瓦上灸。

卵癀偏坠

双蒂茄子悬房门上，出入用眼视之，茄蔫患亦
蔫，茄干患亦干矣。又双茄悬门上，每日抱儿
视之二三次，钉针于上，十余日消矣。

身面疣目

七月七日以大豆拭疣上三过，使本人种豆于南向
屋东头第二溜中，豆生叶，以热汤沃杀，即愈。

消胬肉

凡人身有胬肉，可听人家钉棺下斧声之时，便
下手擦二七遍，以后自消平。产妇勿用。

眼生偷针

布针一个对井睨视。已而折为两断，投井中，
勿令人见。

小儿夜啼

以拨火杖一根，以剑诀手书敕令，默咒曰：
"拨火杖拨火杖，玉帝命你做丞相。拿住夜啼

鬼，打死打死永不放。吾差三十六神将，将铁棍、铜榆袯邪归止。吾奉太上老君急急如律令敕！"

小儿遗尿

红纸剪马四足，令儿自安身下，每夜如之。

破伤风

火命妇人取无根水一盏，入百草霜调，捏作饼放患处，三五换如神。

咒枣除百病

咒曰："华表柱"，念七遍，望天罡取气一口吹于枣，嚼吃，汤水下，华表柱，鬼之祖名也。

夜卧禁魇

凡卧时以鞋一仰一覆置床下，则无恶梦魇。

疾患疼痛

咒曰："金木水火土，五行助力，六甲同威，天罡大神收入枣心。枣入肠中，六腑安宁，万病俱息。"急速求茶，用枣一枚，念咒一遍，吸罡气一口入枣中，男去尖，女去蒂，用水嚼下，忌厌物七日。

咒梨除疟

取梨一个，先吸南方气一口，将梨子咒曰："南方有池，池中有水，水中有龙，三头九尾，不食人间五谷，惟食疟鬼。"密咒三遍，吹于梨上，书"敕杀死"三字，令病人临发前食之。

咒饼除疟

咒法：先面东烧香，虔诚与油饼中心书一"推"字（不用糖饼，书如钱大，仍须新笔净墨），以笔圈之，从左边围三次，持笔于香上，诵"乾元亨利贞"七遍，发日早掐去所书字，用枣汤嚼饼食之。

人身上结筋

用木勺打之，三下自散。

百虫伤

先问被伤，甚虫伤来。默念"火德真君黑煞摄"，吹在被伤处。如此七遍，被伤人自麻不痛。

蜂虿螫伤

凡摩其上，唾一七遍，置瓦于故处。

（庚生按：凡蜂螫，先拔去刺，即以泥涂之，并放冷水一口，即止痛。）

禁鼠

逐月旦日，取神后方土泥屋之四角，及塞鼠穴一年，鼠皆绝迹。此李处世禁鼠法也。神后正月起申，顺行十二辰。

驱蛇虫

黄纸朱砂书三字"符志成"，于土地前焚香，将符贴土地堂内，则蛇虫不复出现而潜去矣。如值夜行或草路中，是蛇虫当道，则频会此三字，并依法掐诀，即无见矣。用左手剔西掐已为诀，方书三字符。

（一法　用"仪法仪康"四字。）

驱蚊

收东方青煞，咒七遍，嘘入水碗中。将水以口吸而喷四壁各处，其蚊自去。咒曰："天上三足鸟，嘴利如搥啄，不食人间五谷，只食蚊虫骨髓。急急如太上老君律令！"

（又咒曰："天地太清，日月太明，阴阳太和，急急如律令敕！"面向太阳念七遍，吸气吹灯草上，夜点之，辟蚊虫。）

（又　于除夕五更，使一人堂中向南扇。一人云："作何事？"答云："扇蚊子？"问答乃已，永无蚊虫。）

（又　端午正午时望太阳，将水咒曰："天上金鸡吃蚊子脑髓。"吸太阳气，吹灯心上，咒七遍，遇夜，将灯心点照，避蚊。）

灭臭虫（除元）

煞咒曰："日出东方，壁毕元藏。天煞、地煞、月煞、时煞、二十四煞、七十二煞，一切煞星、恶煞尽皆煞。"除臭虫，灭迹。

灭尸虫

春正卜甲乙日，视岁星所在，焚香朝朝礼拜。
祝曰："臣愿东方明星君，扶我魂，接我魄，
使我寿命归长如松柏，愿臣身中三尸九虫尽消
灭。"频频行之，吉。

（庚生按：符咒治病，其传远矣。考古有先巫，知百病
之胜，先知其病所从生者，可视而已也。此祝由一
法，昔贤不废，以其著效神奇也。庚臆见以为《龙宫
禁方》亦必有字有咒，流传失真，遂尔只知药品。否
则昔人著述，特患人不能知，安有后世秘客之心，自
私自利，禁人流布耶！）

选　元　起死门

雷真君传治五绝　乃缢、跌、魇、淹、压等死。

先书符一道于黄纸上，焚化在热黄酒内，撬开
牙关灌入喉中后，再用药丸调黄酒内，以人口
含葱管送入死人喉内，少顷即活。

招魂符式 （此符无咒，一心对雷真君天医

使者书之，灵验无比。）

（庚生按：此符见远公秘书，李氏《医贯》亦载之。）

药名救绝仙丹

山羊血二钱　菖蒲二钱　人参三钱　红花一钱　皂

角刺一钱　制半夏三钱　苏叶二钱　麝香一钱　上

各为末，蜜丸龙眼核大，酒化开，以端午日修

合好，每料约十丸。此方神奇之至，不但救五

绝，凡有邪祟昏迷，一时卒倒者，皆可起死

回生。

骑牛法　专救溺死。

凡人由水中救起，以身俯伏于牛背上，手足俱用

人扶。另用一人牵牛缓行，有五里之久，自活。

悬鸡法　专救缢。

凡人缢者，将人解下扶仰卧，将活公鸡倒悬，

流出口涎入人口内，自活。

插鹅法 治自缢。

用老鹅一只，将香油抹鹅嘴上，插入粪门一二时自活。若过十二时辰则不可救矣。

溺死

以所溺之人扶在椅上，将其左右手脚不住运动后，将其口、耳、谷道塞住，两眼亦包住。用旧蓝布捻绳烧烟，先以竹管呼烟，吹入鼻孔，水即鼻出。俟有微气，即以布绳烟熏其鼻孔，即活。

救误死 凡人无病，或坐卧，或酒后，陡然即死者，名旺痧。将本人口内用铁器撬开，以银簪刺下，小有筋血出即活，不可刺正中。

（又方 以阴醋灌下，即刻活矣。）

（庚生按：或用紫金锭水磨，灌之无不治者；或先以醋焠炭火，使病人嗅其气，可以安邪定痰，止晕解秽；或用上方，亦妙。）

卒中恶死 或先病，或平居寝卧，奄息而死，皆是中恶。

急取葱心刺入鼻孔中，男左女右，入七、八寸，鼻、目血出即苏。

人卒暴死

捣女青一钱，安咽中，以水或酒送下，立活。

还魂汤

麻黄二两（去节）　杏仁七十个（去皮尖）　甘草一两

水二碗，煎一碗，去渣灌之。

血风攻死　妇人血风攻脑，头旋闷绝，忽死倒地，不知人事者。

苍耳草嫩心阴干为末，酒服一大钱，其功甚速。此物善通顶门连脑。

打死

松节捶碎一二升，入铁锅内炒，起青烟为度。以老黄酒二三升，四围冲入，即滤净，候半热，开牙灌入即活。

小儿惊死　大叫一声就死者，名老鸦惊。

以散麻缠作胁下及手心、足心，灯火捻之。用老鸦蒜晒干，车前子等份为末，水调，贴手心。仍以灯心淬手、足心及肩膊、眉心、鼻心，即醒也。

解药毒死 只要心间温暖者，乃是热物犯之，防风一味擂，冷水灌之。

产后晕绝 此扁鹊法也。

半夏末，冷水和丸大豆大，纳鼻中即愈。

喉痹垂死 止有余气者。

巴豆去皮，线穿纳入喉中，牵出即愈。

华佗危病方 治缠喉风、喉闭，其症先两日胸膈气紧，出气短促，蓦然咽喉肿痛，手足厥冷，气闭不通，顷刻不治。

巴豆七枚（三生四熟，生者去壳，研；熟者去壳，炒。去油存性）
雄黄一个（皂子大者，研） 郁金一个（蝉肚者，研细）
共为细末，每服半茶匙，细呷。如口噤咽塞，用小竹管纳药吹喉中。须臾吐利，即醒。如无前药，用川升麻四两锉碎，水四碗煎一碗，灌入。又无升麻用皂角三铤捶碎，擂，水一盏灌之，或吐或不吐，即安。

（庚生按：喉风一症，治疗綦难。北方冬春之变，此症更多。甚者递相传染，村落为虚。庚生频年治验数十人，颇得要领。因将方法附后。）

急痧将死

将口撑开，看其舌处，有黑筋三股，男左女右，刺出紫血一点，即愈。刺血忌用针，须用竹箸嵌碎瓷碗尖为妙，中间一筋，切不可刺。

（庚生按：须并刺委中方效，委中在腿弯正中。）

急救方 将雄狐胆收藏十二月，遇暴亡之人，以温汤细研，灌下即活。

援绝神方 凡人患痢便血，一日至百十次不止者，至危急也。即以此药援危，又不损伤气血，痢止身亦健。

白芍二两　　当归二两　　枳壳二钱　　槟榔二钱　　甘

草_{二钱}　滑石末_{三钱}　木香_{一钱}　萝卜子_{一钱}

水煎服，一剂轻，二剂二剂全愈。

金疮铁扇散　象皮_{五钱（切薄片，用小锅焙黄色，以十为度，勿令焦）}

龙骨_{五钱（用上白者，生研细末）}　老材香_{一两（山陕诸省无}

漆，民间棺殓俱用松香、黄蜡涂棺内，数十年后有迁葬者，棺

朽，另移新棺具，朽棺内之黄蜡即谓老材香。东南各省无材香，

即以数百年之陈石灰一两代之，俱效验，亦与老材香同）　寸

柏香_{（即松香之黑色形者）}　松香_{一两（与寸柏香一两一同}

溶化，搅匀，倾入冷水中，取出晒干）　飞矾_{一两片（白矾}

_{入内熬化即是）}　共为细末，贮瓷罐中。遇有刀

石破伤者，用敷疮口，以扇向疮口扇之，立

愈。忌卧热处。如伤处发肿，煎黄连水，用翎

毛蘸涂之即消。伤处不必用布包裹，以致过

暖，难于结痂。并忌饮酒，以致气血妄行。至

敷药之时，若血流，乃用扇扇之；倘不流，即

不必扇。盖伤处喜凉恶热，夏日宜卧凉地，冬

日忌卧热处。

选 元 保生门

损目破睛

牛口涎每日点两次，须要避风。黑睛破者，
亦瘥。

金疮肠出

小麦五升，水九升，煮取四升，绵滤取汁，待
极冷，令病人卧席上，含汁噀之，肠渐入，噀
其背并勿令人知及旁人见。旁人语，即肠不入
也。乃抬席四角轻摇，使肠自入。十日中但略
食美物，慎勿惊动，即杀人。

脑破折骨　龙脑三钱（明透者）　冰片三分　人参三钱　象

皮一钱　生地三钱　土狗三个（去头翅）　地虱二十个
先将人参各项研末，用土狗、地虱捣烂，入前
药捣之，佩身上，三日干，为末，瓶贮。遇有
此等病，医之可也。并可接骨，服下神效；骨
断者，服一钱即愈。

（庚生按：胸破，或作脑破。脑为一身最娇之处，苟或破碎，万难施救，且卜有骨折云云，既是胸肋等骨。若脑骨，不宜云折也。又：尤骨明透者极罕，只求青白色，舔之黏舌者良。土虱即土鳖，苏杭呼为地鳖虫。。土狗即地狗，能飞，利齿。二物均须活者。此方乃陈远公以狗舌接人舌末药业。恕轩先生取以接骨，而不录其接舌之法，可见人舌即断，断非狗舌可接也。）

落眉复生

桑叶七片，每日洗之，一月重生，须落亦然。

卒心急痛   牙关紧闭欲绝。

老葱白五茎去皮、须，捣膏，以匙入咽中，灌以麻油四两，但得下咽，即苏。少顷，积虫皆化黄水而下，永不再发，累得救人。

痘疮坏症   身如黑团之气，口不能言，食不能下，皆由气虚而火不能发也。毒流于中而不得泄，形如死者。

人参三钱   元参二两   荆芥一两   金银花二两

陈皮五分　水煎。上药灌之，下喉而眼口开，少顷身动，久之而神气回，口能言，食能下矣。不必再服他药，痘疮自回而生全。至奇之方也。

（庚生按：此方之奇，在元参一品，其妙不可思议。非此方不能治此种症，治痘科者不可不知，曾见丙戌年春间疫痘，用此得治。）

选 元 奇 药 门

立泯伤肿　治扑打有伤，或青肿紫硬，此药泯之。

熟麻油和酒饮之，以火烧热地卧，觉即疼痛俱消。

探生散　治小儿急慢惊风，诸药不治，以此定其死生。

雄黄一钱　没药一钱　乳香五分　麝香二分半　共为末。用少许吹入鼻中，有眼泪、鼻涕可治。

接骨散　凡跌损骨节脱臼，接骨者用此，则能不知痛也。

茉莉根酒磨一寸，服则昏迷，一日乃醒。二寸二日，三寸三日，亦奇方也。

缩阳秘方

水蛭九条入水碗，养至七月七日，取山阴丁，秤有多少，入麝香、苏和香，二味一般细研为末，蜜少许为饼。遇阳兴时，即将少许擦左脚心，即时萎缩。过日复兴，再擦。

（又 痨病火动，阳常起者，以皮硝放手心，两手合住自化，阳即痿矣。）

（庚生按：后方为安，如强中精滑，时作刺痛。用故纸、韭子各三钱，研末煎服，日三次即愈。）

睡圣散

人难忍艾火灸痛，此即昏睡不知痛，亦不伤人。

山茄花（即风茄花，七月收） 火麻花（即黄麻，今园地所植者，七月收） 收此二花，必须端庄，闭口、齐手足采之。若二人去，或笑或言语，后亦言笑如之。采后，共为细末，每服三钱，小儿一钱，茶酒任下。（敏按：二花性太烈，三钱之分量虽得，然断不可服，宜量人增减）一服后即昏睡，可灸五十壮，醒后再服再灸。

串雅内外编

咬断舌头　生舌神丹。凡人舌被人咬断不能生者，以

此药蘸之，则生。

先以人参一两煎汤含嗽半日，嗽完再用龙齿

末三分　人参末一钱　麦冬末一钱　血竭三分

冰片二分　土狗一个　地虱十个　各火焙为末，

放地上一刻，出火气，将末药乘人参嗽口完

时，即以此末自己用舌蘸之，使令遍，不可将

舌即缩入口中，放在外半刻至不能忍，然后所

入可也，三次则伸长矣。

（庚生按：此方见《石室秘录》。尚有接舌方，用狗舌

交接，即以前折骨药接之，恐无此理也。）

长齿法

雄象脊骨（全具，余骨不用，尾亦不用，头亦不用）　骨碎

补三钱（炒为末）　麝香一分　熟地三钱（身怀之，令干，

为末）　必须自制，切不可犯铁器，一犯则前

药俱不效矣。生地亦须看，做过铁针穿孔者，

即不效。细辛一分　榆树皮三分　总之，诸药

俱忌铁器。当归一钱　青蓝二钱　杜仲一钱　各

为细末，鼠骨新瓦焙干为末，不可烧焦，乘其

生气也。用一瓷瓶盛之，每日五更时不可出
声，将此药轻擦尤牙之处三十六擦，任其自然
咽下，不可用水漱口。一月如是，日间、午间
擦之更佳，亦如前数。

（庚生按：此远公《秘录》方，极有其效。）

泻毒神丹　泻砒毒。

大黄二两　生甘草五钱　白矾一两　当归三两
水煎数碗饮之，立时大泻则生；否则毒入于
脏，无可救矣。

（庚生按：凡服砒后，先口干舌燥，腹痛如绞，舌伸不
收，手抓心胸，甚则眼鼻出血。）

（按：白矾用至一两，究嫌太收涩，拟加嫩防风二两，
绿豆半升，生甘草再加五钱，银华一两，似较妥善。
或云用黄土澄清饮之，即古法地浆水也，亦可治诸
毒。然必毒未散行，尚可救治。）

逐火丹　治汤火伤。

大黄五钱　当归四两　荆芥三钱（炒黑）　生甘
草五钱　黄芩三钱　防风三钱　黄芪三两　茯

苓_{三两}　水煎服，一剂痛减半，二剂全减，三剂疮口全愈。

（庚生按：此方妙在重用大黄于当归、黄芪之内，既补气血，又逐火邪；尤妙用荆芥、防风，引归、芪以生新逐瘀；更妙用茯苓三两，使或其下泻而痛自除。庚生用则见功，真神方也，惟不可加减分量，庚屡用屡效。）

斩鬼丹　治鬼胎如抱一瓮。

吴茱萸　川乌　秦艽　柴胡　白僵蚕　上为末，炼蜜丸桐子大。每服七丸，酒下。取去恶物，即愈。

（庚生按：鬼胎一症极少，往往经闭之后，为药所误。此方宜审脉察症，方无贻误。有肠覃一症，极易误认，宜酌。）

彭祖接命丹

大附子（重二两二钱一个，或一两六钱亦可，切薄片，夏布包定）　甘草二两（捣碎）　甘遂二两（捣碎）　二味以烧酒二斤共浸半日，文武火煮，酒干为度。取起附子、甘草、甘遂不用，加麝香三分锤千下，作二丸，阴干。一丸填脐内，七日一换，一丸放黑铅盒内养之。此丹暖丹田，助两肾，添精补髓，却病久固，返老还童，延年益寿。

还元丹

安五脏，消百病。此药大能另瘦者肥，补虚损，实精髓，固元气。

黄牛肉不拘多少，去筋膜，切作棋子大片，用河水洗数遍，令血沫尽，仍浸一宿，次日再洗，水清为度，用无灰好酒入坛内，重泥封固，用桑紫文武火煮一昼夜，取出焙干为末，如黄沙为佳，焦黑无用。每末半斤，入山药四两，重加葱、盐炒，去葱、盐，为末，白茯苓四两坚实者，莲子四两去心，葱、盐炒，小茴香二两去枝梗，炒香。上药共研为末，和匀，用红枣不拘多少，汤药大烂，皮肉相离，去皮核，研为膏，加好酒入前药，丸如桐子大，空心温酒下五十丸。初服日进三服，久则一服。或丸如弹子大。每日好酒空心细嚼一丸。

芙蓉散　治室女无夫者。思欲动火，以致胸痛、自
汗、颊赤、脉乱。

芙蓉花叶有花带花，有子带子，采一朵捣烂，
和井水，滤去渣，服之即效。

开聪明方

荷花梗（含蕊）晒干为末，用何首乌末滚水冲服
当茶，久则令人聪明。虽至患者，亦心灵生
慧也。

（庚生按：荷梗极利小便。凡有滑精遗泻者，不
可服。）

长发方

羊屎不拘多少，纳鲫鱼腹中。用瓦缶固济，烧
灰，和香油涂发，数日发渐长而黑矣。

长须方

鹿角尖（锉细）二钱　皂角刺二钱　牙皂二钱　橄
榄四两（煅灰存性）　酸橘子一枚（取汁）　生姜亦
取汁（上二味取汁各二两四钱）　和匀。入瓷器内收

贮。用柳木塞口，重汤煮三炷香，听用。每日晚间以肥皂水洗净短须，上药擦之，无明洗去，至四十九日，长尺余，如欲再长，则再擦。擦时每日吃胡桃一个，至二七日吃二个，三七日吃三个为例。

拔毒异法

铁屑研细，以好醋调之，煎二三沸，捞取铁屑铺患处，将上好磁石一大块，频频吸之，则其毒自出也。

（庚生按：拔毒用此，殊难见功，不若用吸毒筒为妙。其法用新嫩竹一段，长约七寸，口径寸半。一头留节，用刀刮去外青，留内白一半约厚分许，节边钻一小孔，以杉木钉塞之。将羌活、独活、紫苏、艾绒、甘草、白芷、鲜菖蒲各五钱，连须葱三两，当归尾一两，入于筒内，清水煮之，汁浓为度。用时去药，以筒乘热对疮口上，以手擦紧，其筒自然吸住。约片时，拔去杉木塞钉，其筒自脱。将器倒出筒中物色，看是何样。如有脓血相黏，鲜明红黄土色，乃是活疮，可愈；如纯是脓血，气秽色紫黑，稀水无脓，此气血内败，不治之症。）

治诸毒不收口

生铅三分敲成薄片，剪成香茶样。分三服，每日用铅一分，拌核桃肉嚼，好酒送下，三日服完收口，大便内出毒物而愈。

壬子丸

依方修合此药服之，不过半月有孕。

吴茱萸一两　白及一两　白蔹一两　白茯苓一两牛膝五钱　细辛五钱　菖蒲少许　白附子少许当归少许　厚朴四两　桂心四两　人参四两　乳香三两　没药四两　上共为末，炼蜜丸如梧子。每服十丸有效。若男子服补益，若孕妇服即生双胎，空心好酒下。用壬子日修合，勿令鸡犬妇人见。

内府瓷壶酒

天仙子六双　野菊花三十朵　陈皮八两（泔水浸制去白）甘草四两（去皮）　贯众三两　川乌十枚（用草果去攒，以川乌末入草果壳内，放饭上蒸熟，去草果不用，以上六味为丸听用。）　鹿茸（羊油矣）　淹阁子一两　冬青子一两　沙苑蒺藜一两　晚蚕蛾十对（新灵或对者）

蛤蚧一对（全尾，酒浸各一两。以上共六味为末，炙为丸，听用）

沿血甪杏仁（去皮尖）　　良姜一两　　砂仁一两　　半

开紫荆花一两　　川椒一两　　肉桂一两　　五茄皮一两

紫梢花一两　　白蓼草六两　　共为末，飞面二斤

半，米汤合为丸如圆眼大，放不见日处阴

干，听用。糯米一升煮烂，粥用天仙子六味

末，用曲五两和匀，入瓶封固，七日成酒。

取出，又入鹿茸等六味，与酒拌匀和一处。

如干，加酥油与蜜，为丸如圆眼大，金箔为

衣。每一丸入瓷壶内，滚水一盏化开或

酒服。

解药方

乌梅肉四两　　柿霜四两　　白芷五钱　　南薄荷五钱

硼砂五钱　　赤茯苓一两　　蒙山茶一两　　上共研为

末。用萝卜汁或梨汁和作小钱大薄饼，舌下嚼

化，一枚即解。

卷　二

药　外　针法门

猢狲痨　小儿有此症，求食不止，终夜不睡。用针刺两手面中三指中节能曲处。周岁者用中号针，六七岁用大号针，刺进半分许，遇骨微位即拔出，不可误针筋上。若疳甚无水，刺数日方有白水；不甚者，即有白浆。刺数日，随有血，一指有血，一指不刺；二指有血，停此二指不刺；若六指俱有血，病痊，不复刺矣。凡刺，须隔一日，俟天晴，雨则无益。刺后即得睡，减贪馋，忌枣、栗干甜果物，食则复发。如初刺有血，非此症矣。

挑闷疹了　分开顶门内，有红筋、红癗，挑破即止。

〔庚生按：疹子不透，有一单方极奇可用也。方以细草纸一张（须三四层贴成一张者，逐层撕开，仍旧叠好）烧灰，开水冲汤，去渣服，盖被取汗即透。]

喉痹 觅红上红疙瘩，用针挑破即愈。

百发神针 治偏正头风，漏肩、鹤膝、寒湿气、半身不遂、手足瘫痪、痞块、腰痛、小肠疝气、痈疽发背、对口发、痰核初起不破烂，俱可用针。按穴针之，真神妙百中。

乳香三钱 没药三钱 生川附子三钱 血竭三钱 川乌三钱 草乌三钱 檀香末三钱 降香末三钱 大贝母三钱 麝香三钱 母丁香四十九粒 净蕲艾绒一两或二两 作针。

（庚生按：作针之法，必以纸卷药末及艾绒如炮竹式，外以乌金纸盖，用鸡蛋清涂封，晒干，燃火隔布针熨。）

消癖神火针

蜈蚣一条 木鳖一钱 五灵脂一钱 雄黄一钱 乳香一钱 没药一钱 阿魏一钱 三棱一钱 蓬术一钱 甘草一钱 皮硝一钱 闹羊花二钱 硫黄二钱 山甲二钱 牙皂二钱 麝香三钱 甘

遂五分　艾绒二两　作针。

（庚生按：癖块实症及藜藿之体可用，内服须以扶脾疏肝为主。）

阴症散毒针

乳香一钱　没药一钱　羌活一钱　独活一钱　川乌一钱　草乌一钱　白芷一钱　细辛一钱　牙皂一钱　硫黄一钱　山甲一钱　大贝一钱　灵脂一钱　肉桂一钱　雄黄一钱　蟾酥三分　麝香三分　艾绒一两　作针。

药　外　灸法门

医小儿　小儿目视不转睛，指甲黑，作鸦声，是死形，无可治，惟用此法灸，十灸十生。将左右两手弯处，各灸一穴；左右两脚趾，将第二脚趾缝头处，亦必各灸一灸。将痰泻出，即回生，奇妙不可言，医小儿之神灸也。

（庚生按：治惊风方法甚多，或效或否。惟吴瑞《本草》载一法颇妥，可用也。其法遇小儿惊风，即以艾桂灸耳根下三壮，男左女右，虽危可安。）

鸡爪风

妇人月家得此，不时发，手足及指拘挛，拳缩如鸡爪，颇疼痛。急于左右膝盖骨下两旁，各有小窝共四穴（俗谓鬼眼），各灸三壮立愈。

干霍乱死灸法

心头微热者，以盐填脐内，纳艾灸，不计数，以醒为度。

（庚生按：或以硫黄一钱　丁香八分　麝香四分　肉桂一分　和研瓶贮。每用以五分置脐眼，以膏药盖之，上加艾灸。凡一切吐泻垂绝，阳微欲脱者，用此奇验。）

附子灸

痈疽久漏，疮口冷，脓水不绝，内无恶肉。

以大附子水浸透，切大片，厚三分，安疮口，艾隔灸。数日一灸，至五六七次，服内托药，自然长满。为末，作饼用亦甚可。

黄蜡灸

治痈疽等毒。

白面水和成块，照毒根盘大小作圈，厚一指，

高寸余粘肉上，外以绢帛加湿布围住。将黄蜡
掐薄片入面圈内，以熨斗火运逼，蜡化即痛则
毒浅。若不觉，至蜡滚沸，逐渐添蜡，俟不可
忍，沃冷水候凝。疮勿痛者毒盛，灸未到也，
不妨再灸。轻三次，重三四次，忌房事、气
恼、发物。

灸癣

日中时灸病处影上三炷，灸之，咒曰："癣中
虫，毛茸茸，若欲治，待日中。"

（又法　八月八日出时，令病人正向东南，户内长
跪，平举两手持胸两边，取肩头小垂际骨解宛宛中灸
之，两火俱下，各三壮。若七壮十壮愈。）

灸耳聋

湿土瓜根削半寸，塞耳内，以艾灸七壮，每旬
一灸乃愈。

疝气偏坠

净草一条，量患人口两角为一则，折断；如此

三则，折成二角，如"厶"字样。以一角安脐中心，两角安脐下两旁，安尽处是穴。若患在左灸右，在右灸左，两边俱患两边皆灸。艾炷如麦粒大，灸十四壮或二十一壮即安。又灸两足三阴交穴尤效。

（庚生按：三阴交穴，在内髁上三寸骨下陷中。）

灸痈疽

男左女右，以篾一根，前齐中指端，后至手腕横纹凹中，截断为准。却以竹一根两头搁起，令病人骑之，两足不著地，挺身正坐，将前篾植于竹上，以正头植骨脊中尽处各开一寸，名"骑竹马法"。灸七壮。灸毕，宜用乳香、真绿豆粉为末，调服之，以防火气入心。

（庚生按：骑竹马灸法，治发背、脑疽、四肢上下一切肿硬恶毒、流注、恶核，无不立效。宋《备急灸方》详载图形穴道，并历引治验各症，推为神仙，垂世大惠。惜此书罕传，上述者又未详尽，特附录于下。）

胡桃灸　破伤风及疯犬伤神效。

胡桃壳半个，填稠人粪满，仍用槐白皮和衬扣
伤处，以艾灸之，遍身臭汗出，其人大困，即
愈。远年者将伤处如前灸之，亦愈。

（庚生按：毕驿丞有桃壳灸法，治诸毒初起如神。法
用大核桃破开，去肉及隔，背上钻小孔，内填溏鸡屎
令满，将壳合在毒顶上。另以艾柱于桃壳小孔上灸
之。不论壮数，惟取患者宽快为度。如壳焦，另取一
壳，如法灸之。其毒立愈，真奇方也。按：破伤风不宜
灸，且于人粪灸火亦主消，毒似未成为宜。）

鸡子灸　*凡毒初起红肿无头。*

鸡子煮熟，对劈去黄，用半个合毒上，以艾灸
三壮即散。若红肿根盘大，以鸭蛋如法灸
亦可。

苦瓠灸　*治是痈。*

择神人不在日，空心用井花水调百药，煎末一
碗，服之微利。却用秋葫芦、一名苦不老，生
在架上而苦者，切片，置疮上，灸二七壮，萧
端式病此连年，一灸遂愈。

（庚生按：人神所在，忌施针灸。考《千金方》：甲日头，乙日埚，丙日肩臂，丁日胸胁，戊日腹，巳日背，庚日膝，辛日脾，壬日肾，癸日足。又有十二时忌及逐时忌、十二部忌，禁忌多端，择日非易。然《资生经》有云：通人达士遇卒急暴患，无暇选择避忌，可灸一壮至三壮也。）

桑木灸 治痈疽发背不起发，或瘀肉不腐溃，及阴疮、瘰疬、流注、臁疮、顽疮、恶疮久不愈，俱用此灸之。未溃则拔毒止痛，已溃则补接阳气，亦取其通关节，去风寒，火性畅达，出郁毒之意。

干桑木劈成细片，扎作小把，然火吹息患处，每吹片时，以瘀肉腐动为度；内服补托药，诚良方也。

（庚生按：桑木灸，乃神灯照法之意，阴症及寒痰结硬颇宜。）

碗灸 治乳肿。

碗一个，用灯草四根十排碗内，头各露寸许。再用纸条一寸五分阔，用水湿了，盖碗内灯草下，纸与碗口齐，将碗覆患处，留灯草头在外，艾一大团放碗底，火灸之。艾尽再添，至碗内流水气，内觉痛止方住。甚者次日再灸一次，必消。

灸目

正月十六日用川椒末一二分，入头垢和为蚕豆大，凹之似窝，置于眼角，别揉熟艾米粒大，内凹中。每眼角灸七壮或九壮，如此，俟清明日照前后灸之，连灸三年，则目加精采，至老不昏花。

麻叶灸

七月七日采麻花，五月五日采麻叶，捣作炷圆，灸疮上百壮；次烧胡桃、松脂，研敷即愈。

药　外　熏法门

鹅掌风

真蕲艾四五两，将水三四碗，煮五六沸，入大口瓶内盛之，用麻布双层缚瓶口，将手心放瓶上熏之，如药冷再熏，如神。

蜈蚣咬

杉木皮或枝烧烟熏，立刻止痛，比蜘蛛尤妙。

牛皮癣

水银一钱五分　芸香一钱五分　大枣七枚　同捣烂
为四丸，每夜熏一丸，效。

口眼㖞斜

巴豆三粒　麝香三分　共研，将热水二盅，药
藏钟底，放手心。右斜放左手心，左斜放右
手心。

久病截疟

老姜两斤捣烂，置于滚水一大桶内，坐布帐
中，脱衣坐卧桶上，熏透即愈。第一禁风。

（庚生按：此法惟夏秋为宜。然一或不慎，反易感冒。
不若用老姜八两捣烂，当归一两为末，分四团，烘起
和匀，贴两膝左右。此四处乃鬼眼穴，以帛扎紧，即
不复发矣。须先一时贴。）

痘不脱靥

烧乳香熏之。

（庚生按：痘不脱痂，乃气血不足，不必外治，宜内服清润之剂，不可熏矣。）

虫牙

天仙子一撮，入小口瓶内烧烟，竹筒引烟入虫孔内，熏即死，永不发。

（又　天仙子入瓶内，热汤淋下，口含瓶口，令气熏之。冷，更作，尽三含乃止，有津涎可去，甚效。）

头风插耳

黄蜡三两溶化，以白纸阔五寸，长二寸，在蜡上拖匀。其蕲艾揉软，薄摊蜡上，卷为筒，插耳内。一头火点燃，烟气透脑，其痛即止。左痛插右，右痛插左，至重不过二次。

喉痹

蓖麻子研烂，纸卷作筒，烧烟熏吸，即通。或取油作捻，尤妙，名圣烟筒。喉痹紧急，用此即破。

（庚生按：喉痹不通，用草郁令一钱，巴豆霜三分，名雄黄一钱，共研细，水和丸芥子大。每服十二丸，开水送下，迟则难救也。）

（又　用紫金锭磨水灌之，亦效。）

（又　用鲜杜牛膝根打汁灌之，吐痰即开。如有孕，此方忌用。）

喉症开关

牙皂、巴豆各等份为末，米汤调，刷纸上，晒干，作捻子点火，以烟熏鼻，立能开口，鼻流涕。专治十八种喉闭。

（庚生按：喉闭一症，必积热内蕴，暴寒外束而成。不可纯用寒凉，当先以辛凉发散为治。如或有痰则兼取痰，时疫则兼解毒。如泥用苦寒，则上焦未除，中寒复起，毒乘虚入腹，胸前高肿，上喘下泄，手足厥冷，不食而毙；或外无寒束，妄受温燥，宜非治法。极宜审慎。）

小儿脱肛

五倍子，先以倍子、艾绒卷成筒，放便桶内，以瓦盛之，令病者坐桶上，以火点着，使烟熏入肛门，其肛自上。遂将白矾研末擦之，其肛自紧，再不复发。

霍乱转筋　身冷，心中下微温者。

朱砂二两（研）　蜡二两（和丸）　着于火笼中熏之，周围厚覆，勿令烟泄。兼床下著火，令腹微暖，良久当汗出而醒。

疥疮

熟蕲艾三两　木鳖子三钱　雄黄二钱　硫黄一钱为末，揉入艾中，分作四条，每一条安阴阳瓦中，置被裹熏后，服通圣散。

瘫痪头风　骨节疼痛，下元虚冷，诸风痔漏下血，一切风疮。

川乌头三钱　草乌头三钱　两头尖三钱　硫黄一钱　麝香一钱　丁香一钱　木鳖子五个　上为末，以熟蕲艾揉软，合一处钞底包裹，熏病处，名雷丸。

手足风痛　冷痛如虎咬者。

樟木屑一斗　流水一石　煎极滚，泡之。乘热安足于桶上熏之，以草荐围住，勿冷汤气入目，其功甚捷。

拳毛倒睫

无名异末，纸卷作捻，点灯吹杀熏之，睫自起。

破伤风　口噤身强。

肉苁蓉切片晒干，用一小盏，底上穿穴，烧烟熏患处累效。

咳嗽熏法

熏黄一两，以蜡纸条卷作筒十枚，烧烟，吸烟取吐止，一日一熏。惟食白粥。七日后，以羊肉羹补。

女人病邪　与邪物交通，独言独笑、悲思恍惚者。

雄黄一两　松脂二两　溶化，以虎爪搅之，丸如弹子大，夜烧熏笼中，令妇坐其上，以被

蒙之，露头在外。不过三剂自断，仍以雄
黄、人参、防风、五味子等份为末，每旦井
水服之。

喉闭

竹纸渗巴豆令满，作纸捻点灯，旋之以烟熏喉
间，即吐恶血而消。或刺入喉间，出紫血亦
愈。盖咽喉病发于六腑者，引手可探及，刺破
喉血即已；若发于五脏，则受毒牢深，手法、
药力难到，惟用纸捻为第一。

（庚生按：刺法宜谙习喉科者，方可奏刀，不可孟浪。
如伤帝丁，害不旋踵。还以吹药为要。）

舌胀出血

蓖麻取油蘸纸捻，烧烟熏之，即胀肿皆消。并
治牛马六畜舌胀。

手汗

黄芪一两　葛根一两　荆芥二钱　水煎汤一盆，
热熏而温洗，三次即无汗。

熏嗽 治风入肺久嗽者。

鹅管石　雄黄　郁金　款花　为末，和艾。用姜
一片置舌上，以药艾于姜上灸之，取烟入喉中愈。
（庚生按：此方见宋本《救急备用方》。款冬花二钱
鹅管石二钱　雄黄一钱　各为细末。用无雄乌鸡蛋清
调如糊。以竹纸一张，刷药一半，候干，卷成小筒，将
一半无药处拈定，火上烧浓烟，直安于近喉处，闭口
使烟冲入。觉必欲嗽，须略忍住。便以冷茶清呷数
口，随即哕出痰数口，不问新旧嗽病，无不愈也。熏
时，须牢闭鼻孔。）

青布熏

恶疮防水，青布和醋，烧烟筒中熏之，入水不
烂。疮伤风水，用青布烧烟于器中，以器口熏
疮，得恶汗出，则痛痒瘥。臁疮溃烂。
陈艾五钱　雄黄二钱　青布作大炷，点火熏
之，水流数次愈。

支太医桃叶熏

水二石，煮桃叶，取七斗，安床簀下，厚

被盖卧床上，乘热熏之。少时当雨汗，汗遍去汤，速粉之，并灸大椎穴。此法治天行病。

药　外　贴法门

痫疾塞肚

绿豆七粒　胡椒七粒　麝香一厘　胶枣一枚　共捣烂，放瓶内包好。患者取一丸，贴脐上。宜用端午日合。

小儿赤眼

黄连为末，水调，敷脚心。

小儿熏舌　又名雀舌。

巴豆半粒　饭粘四五粒　共捣为饼如黄豆大，贴眉心中间。待四周起泡，去之即愈。

收阴症伤寒

鸡子放脐眼内，一时一换，四五换即愈矣。阴气尽收于内。

（庚生按：此方本出刘氏《医述》，惟鸡子俱用蓖麻子擦过。其法用鸡蛋五枚，以蓖麻子十五粒去壳取仁，将鸡蛋逐枚用蓖麻仁三粒揩擦一遍。然后煮熟，乘热去蛋壳，放脐眼内，一时一换。均须乘热去壳，旋煮旋换，不可令冷。然擦后水煮，油性已去。庚生尝于蛋煮好后，再用蓖麻仁擦一遍，用之更效。）

止自汗

郁金末，卧时调涂乳上。

截惊法

芭蕉油、薄荷汁煎匀。涂头顶，留囟门；涂四肢留手、足心勿涂，甚效。

婴儿疟疾

代赭石五枚（煅红，醋淬）　　朱砂五分　　砒霜一豆大
同以纸包七重，打湿煨干，入麝少许，为末，香油调一字，涂鼻上及眉心、四肢，神应。

隔皮取脓　　治诸般肿毒。

驴蹄一两（细切，炒）　荞麦面一两　白盐五钱
草乌四钱（去皮）　为末，调作饼子，慢火炙
黄，出火毒，研。米醋调成膏，用白纸摊贴患
处，毒自毛窍而出，其肿自退。

痞块

红芥菜子不拘多少，生姜汁浸一宿。大约芥菜
子一酒杯，加麝香一钱，阿魏三钱，捣烂如
膏，摊布上贴患处，汗巾扎紧。一宵贴过，断
无不消。

牙齿疼痛

轻粉一钱　大蒜一瓣　杵饼，安膈骨前陷中。
先以铜钱隔了，用蚬盖定，扎住，一宿愈。左
疼安右，右疼安左。

（又　左牙痛敷右大指腕上，右痛敷左。）

（庚生按：此方颇有效。惟蒜、粉不必尽用。取蚕豆大
一丸，置于大拇指根旁陷中，非膈骨前也。此穴须跷
大指，仰手取之。轻粉三分足矣！）

截疟丹

斑蝥一钱　巴豆肉一钱　朱砂一钱，麝香二川
雄黄一钱半　蟾酥五分　黑枣三个　捣丸如绿豆
大，贴眉心穴，一周时揭下，投长流水中。

贴脐截疟

胡椒、雄精等份研末，将饭研烂为丸桐子
大，朱砂为衣。将一丸放脐中，外膏药贴之
即止。

（庚生按：此方或用荜拨、雄精等份，更效。惟饭丸究
不宜，不若用散为妙。）

难产仙方

蓖麻仁取白仁七个，麝香三分，共一处捣如
泥，用绢帛包之，勒在脐中，即时产下。如倒
生者，用稳婆送进，片时即顺下。

（庚生按：此方未妥，下"如神丹"亦不可用。）

如神丹　治难产。

巴豆三粒（去壳）　蓖麻七粒（去壳）　麝香少许
研成一饼。贴脐上即产，产下即去之。

地黄膏　治眼肿立效。

生地一两　寒水石五钱　黄连一两　为末，生地汁调饼，贴太阳上。

水泻不止

木鳖仁五个　丁香五个　麝香一分　研末，米汤调作膏，纳脐中贴之，外以膏药护住。

痢疾噤口

木鳖仁六个（研泥，分作二分用）　面烧饼一个（切作两半，只用半饼，作一窍，纳药在内）　以饼乘热覆在病人脐上，一时再换半个热饼，其痢即止，遂思饮食。

小儿口内流涎

天南一个为末，醋调两足心，过夜即安然，洗去。

牙痛

萝卜子十四粒研末，以人乳和之，左痛点右鼻，右痛点左鼻。

药 外 蒸法门

疠风

先将元参一两　苦参一两　沙参一两　荆芥一两
防风一两　厚朴一两　白芷一两　陈皮一两　蔓
荆子一两　威灵仙一两　麻黄一两　桃枝、柳枝煎
汤洗之。换一身新单青布衣。掘一地坑深尺许，方
广约可卧身者，用栗炭四、五十斤烧坑内极热，泼
滚醋数十碗。次去炭，铺草鞯于内。令病者卧于鞯
上，厚被盖取汗，汗出一瞬起，别换衣，进饮食。
后用五爪藤煎汤重洗，数次自愈，服败毒丸药。

骨蒸发热

雄黄一两入小便一升，研如粉。乃取黄理石一
枚，方圆一尺者，炭火烧之。三食顷，浓汁淋
于石上，置鞯毡于上，患人脱衣坐之，衣被围
住，勿令泄气，三五度瘥。

脚气肿痛

樟脑二两　乌头三两　为末，醋和丸弹子大，每置于足心踏之，下以微火烘之，衣被围盖，汗出如涎为效。

风湿痰病

人坐密室中，左用滚水一盆，右用炭火一盆，前置一书桌，书一册。先将无油新巴豆四十九粒，研如泥。纸压去油，分作三饼。如病在左，令病人将右手仰置书上，安药于掌心上，以碗安药上，倾热水碗内，水凉即换，良久汗出，立效。病右安左。一云随左右安之。

珊瑚蒸　治中风不语、脉迟口噤。

黄芪、防风共煮汤数斛，置创下蒸，药入腠理，周时可瘥。

（庚生按：蒸时只宜单人单褥，卧棕棚上，必盖被以留药气。）

千金神草方　治风湿瘫痪，手足不仁，半身不遂，周

身麻木或酸痛，口眼歪斜，并皆神效。

蓖麻子苹秋夏用叶，春冬用子，俱得 二十斤。木甑内，置一人锅上蒸熟，取起。先将绵布数尺，双折浸入蒸叶、子汤内，取出乘热敷患处；却将前叶、子热铺布上一层，候温，再换热叶、子一层。如此蒸换，必以患者汗出为度。重者蒸五次，轻者蒸二次，其病自愈。内以疏通活血之剂服之。

阮河南桃叶蒸　治发汗汗不出，用此蒸之可救。

烧地令热，去火，以水少洒之。布干桃叶于上，厚二三寸，安席叶上卧，温服得大汗。被中敷粉极燥，燥便瘥。凡柏叶、麦麸、蚕沙，皆可如此用之。

蚕沙蒸　治患风冷气痹及瘫痪。盖蚕属火性，燥能胜风去湿。

醇酒三升拌原蚕沙五斗，甑蒸于暖室中，铺油单上，令患者就患处一边卧沙上，厚盖取汗。若虚人须防大热昏闷，令露顶面一次。不愈，间日再蒸，无不效。

（庚生按：凡用蒸法，均须量病虚实。）

蒸脚气　服药不效者。

于地上掘作盆子，深六七寸，可容脚，用炭火烧赤，然后喷酽醋，遍地铺净葱，不去皮根。在小床坐定，用脚伸地盆内，蒸候汗出如胶，拭去。忌房事，不两次必愈，神效。

荆叶蒸　治脚风湿痛不止。

荆叶不限多少，置大瓮中，其下着火温之，病人置叶中，须臾当汗出。蒸时旋旋吃饭，稍倦即止，便以被盖，避风。仍进葱豉酒及豆酒亦可，以瘥为度。（按：此法止宜施之野人。李仲南《永类方》云：治脚气诸病，用荆茎置坛中烧烟，熏涌泉穴及痛处，使汗出即愈。此法贵贱皆可用。）

药 外 洗法门

小儿咳嗽

生姜四两煎浓汤，沐浴即愈。

洗头明目

凤眼草，即椿树上丛生荚也。烧灰，淋水洗头，经一年，眼如童子。加椿皮炭，尤佳。

正月初七日　二月初三日　三月初四日　四月初五日　五月初二日　六月初四日　七月初七日　八月初三日　九月二十日　十月二十三日　十一月二十九日　十二月十四日洗之。

洗癞头

蜗牛数十条洗之，二次尖愈。水三碗，煎蜗牛三十条足矣。

（庚生按：秃头方有用松香二两入葱管内，线扎，水煮化，去葱。候干，入黄丹一两　无名异一钱　炒官粉一钱　轻粉一钱　为末，香油调搽，神效。）

洗痈疽

肿时用紫葛、天荞麦、忍冬藤、金丝草各等份，煎汤洗；溃时白芷、甘草、羌活、黄芩、露蜂房、赤芍药、当归头，先将猪前蹄一只煮汁，去油花，取清汁煎药，去渣，温洗，以绢拭之。

洗冻瘃

黄柏、皮硝各等份，研细末。已破者，柏七硝三；未破者红肿，柏、硝各半；初起者，硝七柏三。皆用冷水调擦，俟干，以热水洗去，再擦，再干再擦，如此三遍。一日停痛，三日全愈，此神方也。

（庚生按：此方神效。或用荆芥二两　莱菔半斤　煎汤洗之，可愈。如破烂，用狗油茶之，断根。）

五枝浴

治大风年深不愈，面毛脱，鼻梁崩损不愈，取效如神。柳、桃、桑、槐、楮五般枝煎浓汤，大缸浸坐没颈一日，俟汤如油，出浴安矣。

杨枝浴 治痘疮数日陷顶，浆滞不行，或风寒所阻。

水杨枝叶五斤（无叶用枝） 流水一人釜，煎汤温浴之，如冷添汤。良久，照见累起有晕丝者，浆行也；如不满，再浴。力弱者只洗头面手足，如屡浴不起者，气血败矣，不可再浴。始出即痒塌者，皆不可浴。痘不行，乃气血所滞涩，腠理固密，或风寒外阻而然。浴令暖气透达，和畅郁蒸，气血通彻，每随暖气而发，行浆贯满，功非浅也。若内服助气血药，借此而升之，其效更速，风寒亦不得而阻之矣。

洗青盲 昔武胜军宋仲孚患此二十年，用此法二年，目明如故。青桑叶新研焙干，逐月按日，就地烧存性。每以一合，于瓷器内煎减二分，倾出澄清，温热洗目，至百度，屡试有验。

正月初八日　二月初八日　三月初六日　四月初四日　五月初六日　六月初二日　七月初七日　八月二十九日　九月十二日　十月十三日　十一月初二日　十二月十二日

药 外 熨法门

痞积

艾绵四两，捏如患大，川椒四两，拌艾中，粗草
纸包，安痞积上，以汤壶熨，内有响声即消。

皮熨 治气痛之病，忽有一处如打扑之状，不可忍，走
注不定，静时其处冷如霜雪，此皆暴寒伤之也。
白酒煮杨柳白皮，熨之，有赤点处，镵去血
妙。凡诸卒痛，熨之皆止。

（庚生按：此症有痰者多，不尽属寒。凡人背上或他
处觉有一点如冰者，必是痰症。用姜汁一两　雄
黄二钱　白芥子三钱　和捣成团，贴之愈。）

药 外 吸法门

还魂丹 治急、慢惊风，吹鼻。

二寸蜈蚣　一分麝香　白芷四两　天麻四两　更
加二钱黄花子，死在阴司要返家。共为末，吹

鼻即苏。

青火金针　治头风。

　　火硝一两　青黛一钱　川芎一钱　薄荷一钱　为末，口含冷水，用此吹鼻。

伤寒咳逆　服药无效。

　　雄黄三钱　酒一盏　煎七分，乘热嗅其气，即止。

　　[庚生按：呃逆有数种，各各不同。凡病后作呃逆，服丁香、柿蒂不愈者，用绢包旋覆花、代赭石、枇杷叶（去毛）各三钱，煎服，立愈。]

水肿上气

　　熏黄一两　款冬花二分　熟艾一分　以蜡纸铺艾，洒二末于上，荻管成筒烧煨，咽三十口则瘥。三日一剂，百日断盐、醋。

烧香治劳

　　元参一斤　甘松六两　上二味为末，以蜜一斤和匀，入瓶中，封闭地中，埋窖十日取出。更用灰末六两，蜜六两，同入瓶，更窨五日。取出烧之，常令闻香自愈。

冬月喉痹　肿痛不可下药者。

蛇床子烧烟于瓶中，口含瓶嘴吸烟，其痰自出。

一切咳嗽　不问久近，昼夜无时。

佛耳草一二两　款冬花三四两　熟地黄二两　上焙，研末。每用二钱，于炉中烧之，以筒吸烟咽下，有涎吐出，两服愈。

碧云散　治目赤肿胀，羞明昏暗，隐涩疼痛，眵泪风痒，鼻塞头痛，外翳扳睛诸症。

鹅不食草（晒干）二钱　青黛一钱　川芎一钱　上为细末，含水一口，每以米许搐入鼻中，泪出为度。

头风苦痛

大蒜头七个去皮，烧红地，以蒜逐个于地上磨成膏子。却以僵蚕一两去头足，安蒜上，碗覆

一夜，勿令透气。只取蚕研末，搐入鼻内。口
中含水，甲效。

（庚生按：治头痛，用乌鱼头、乌鸦头各一枚，炙炭研
细，陈酒服亦效。然不及后附石氏法为验。）

石楠叶散

小儿误跌或打着头脑受惊，肝系受风，致
瞳人不正，观东见西，观西见东。

石楠一两　藜芦三分　瓜丁五七个　上为末，每吹
少许入鼻，一日三度，内服平肝药或加牛黄。

单蛾

姜黄一片　红枣（去核）二枚　巴豆三粒　同捣如
泥。用口津调和，分作二丸，用绢包好，线扎。
男左女右，一握手，一塞鼻，盖被出汗即愈。此药
治三人。如干，用吐津拌匀，包扎，如法治之。

倒睫拳毛

因风入脾经，致使风痒，不住手擦目，久
则赤烂，拳毛入内。

木鳖仁捶烂，以丝包作条，左患塞右鼻，右患
塞左鼻，其毛自分上下，再服蝉蜕药自愈。

药 外 杂 法 门

痔疮坐袋

乳香^{三钱} 没药^{三钱} 龙骨^{三钱} 赤石脂^{三钱} 海螵蛸^{三钱} 轻粉^{三钱} 木鳖^{三钱} 上共为末，以绢盛之，每日坐，不必洗。坐二十一日，无不愈。

湿疮踏袋 治寒湿疮并脚气。

川椒一斤，盛粗布袋中，放火踏上，下用火烘，跣足踏其上。盖椒性热而散，加以火气上逼，寒湿自去而愈，甚妙。

钓骨丸

栗子肉上皮^{半两为末} 鲇鱼肝一个 乳香^{二钱五分}同捣为丸桐子大。看骨鲠远近，以线系、绵裹一丸，水润吞之，提线钓出也。

黄疸取黄

扛连纸一张，裁为四条，笔管卷如爆竹，或口上糊粘固。外用黄蜡一两，铁杓将纸筒四围浇匀，不可使蜡入内。患人仰卧，筒套脐上，外以面作圈，护定勿倒。头上点火，烧至面所，剪断，另换新筒。看脐中有黄水如鸡子饼者，取出。轻者四五根，重者六七根，取尽黄为度。

香橼包法　治头风。

香橼不拘新旧一枚，切开。鸭蛋一枚，煮熟切两半，开入香橼内。每边包在太阳上，得热即愈。

（庚生按：头风方法，或效或否。惟竹阁《经验备急方》中，有石氏乌辛茶，极灵极验。庚生亦屡以治人有效，特录于后：川乌一只，生，去皮，细辛二钱，芽茶二钱，䤵咀作三服。每服水两大盏，姜十片，煎至七分，临法后连进，或呕痰即愈。）

耳鸣塞耳

乌头（烧灰）　石菖蒲等份，为末，绵裹塞之，日再塞为效。

产妇衄血　口鼻起黑气，名胃肺败。

　　　　红丝线一条，本妇顶心发二根，扎紧中指
　　　　节，效。

消毒灯照　一切痈疽发背、无名肿毒及对口诸疮，已
　　　　溃未溃，无不神效。

　　　　一二十年旧船底上石灰，生青桐油调，将光青
　　　　布照疮大小摊贴。又用青布作捻，蘸桐油点
　　　　火，在疮上打捽，觉痒受打，不论条数。灰干
　　　　换贴，再打，知痛为度。红退毒消，神效。

掌中取积

　　　　甘遂、巴豆、干姜、韭子、槟榔各等份　上为
　　　　细末，收米饭为丸如弹子大。用时，早晨花椒
　　　　汤净手，将香油涂掌中，次将药擦，一时便
　　　　泻。欲止，以冷水净手即止。大小腹中有积
　　　　皆治。

神灯照法　治痘痒塌之极。火到痒除。

　　　　川椒　艾叶　红枣　芫荽　茵陈　乳香　白

芷梢　陈香橼　安息香　上共为末，作纸捻
熏照。

（庚生按：神灯照法治阴疽。发背对口，　切大毒，未
成可消，已成易溃易敛，诚良法也。此方各药均妙，
惟用法未详。宜以各药研末，入安息香和匀，以绵纸
裹药为捻，每枚用药五分，以麻油润透，灼火离疮半
寸许，自外而内，周围徐徐照之，火头向上，令药气
入内，毒随火散，自不内侵脏腑。初用三条，渐加至
四五条。熏照后，随用药敷之。入已溃，大脓发泄时，
不必用此也。）

缩赘瘤

甘草煎膏，笔妆之四围，上三次。乃用芫花、
大戟、甘遂等份为末，醋调，别以笔妆其中，
勿近甘草。次日缩小，又以甘草膏妆小晕三次
如前，仍上此药，自然焦缩。

（庚生按：此方用圈痰瘤、痰核，可以逐渐收小。如血
瘤、筋瘤等症，无效。）

敖医官钓骨法

盐麸子根捣烂，入盐少许，绵裹，以线系定，

吞之，牵引上下，便钓出也。

提金散　大便闭塞，服药不通者。

沧盐三钱　屋檐烂草节七个　为末，每用一钱，竹筒吸入肛内一寸，即通。

臌胀取水

真轻粉二两　巴豆四两　生硫黄一钱（加麝更妙）同研成饼。先以白帛一片铺脐上，以药饼放外，上用绵绑住，约人行五六里，自能泻下黄水。待至二五度，除去药，温粥补之。久患隔日取。日一饼，可治二三十人。病愈后，忌饮凉水。

（庚生按：此方可用之藜藿之人体气壮实者。究不如古方鸡矢醴一法，平淡而有奇功。方用鸡矢一升，炒黄色，为末，以黄酒一斤，先将矢盛于新布上，后以黄酒冲之。冲时须缓缓润下，即汁一碗，即与病者服之，半日即消，三服全愈。愈后忌口戒劳，可不再发。又　水臌胀往往口渴，以大麦芒一二年，每次二三两煎汤代茶，久久可愈，亦平妥有效。）

黄疸取水

大鲤鱼一个（为肖者，连目、鳞、骨俱捣烂） 上加麝香三分，同鱼熟捣成饼。再加麝香二分，入居饼中间，贴在脐上。将荷叶二三层贴饼上，用布缚。不及周时，出黄水即消，永不再发。

劫肿法 治水肿及肿核、肿毒。

凡水肿胀，药未全消者，甘遂末涂腹，绕脐令满，内服甘草水，其肿渐去。若脚气上攻，结成肿核，及一切肿毒，用甘草、甘遂末水调敷肿处，即浓煎甘草汁服，其肿即散。

头痛

生萝卜取自然汁，入生龙脑调匀，昂头，使人滴鼻孔。左痛灌右，右痛灌左，俱痛并灌之，其效如神。

（又法 蓖麻子一粒捣碎，同枣肉、葱须共捣匀，丸如黄豆大，外用丝绵裹之，纳鼻孔。少顷，必有清涕流出，即将丸药取出，其痛即愈，永不再发。）

引火法　人病厥逆之症，不敢用药，以此治之。

吴茱萸一两为末，以面半两，水调成糊，以布摊成膏，贴涌泉穴内，则手足不逆矣。

（庚生按：此方用于小儿更宜，即古方用盐附片贴脚底之意。庚意用水调，不若用鸡蛋清更妙。）

（又法　附子一个为末，米醋调成膏，贴涌泉穴上，然后用六味汤大剂与之，火不再沸。）

衄血

左鼻孔出血者，以色丝扎右手中指根，右孔出血者扎左手中指根，俱出者扎二指根。

温剂种子

五灵脂二钱　白芷二钱　青盐二钱　麝香一分为末，以荞麦汤和，搓成条，圈于脐上，以药入其中，用艾灸之。但脐内微温，即愈，不过二三度。

卷 三

制 品 伪 品门

假冰片

真片脑形如冰雪，如假造者其性亦寒，用之颇
与同功，往往欺人，亦得高价。用新砖一枚纳
于厕中，一二月后取出，用新汲水洗十分净，
于室中阴处下用新砖阁，上用新砖盖之，待霜
出如冰雪，收之。如此数次霜尽而止。用瓦罐
于潮脑同包，取其香气，智者辨之。

（庚生按：辨冰片法，以片置瓷碗中，以火点之，渐化
如糖者真。点之作黑烟，遇或鸡燃者伪。近时药肆真
者日稀，皆以樟木蒸取。）

樟冰

樟脑不拘多少研细同筛过，壁上挫匀摊碗内，
以薄荷叶洒土上，又以一碗合定，湿纸条固

缝，蒸之，少时樟脑飞上碗底，即成冰片
脑子。

（又 用铜盆以陈壁上为粉掺之，却掺樟脑一重，又
掺壁土。如此四五重，以薄荷安土上，再用一盆覆
之，黄泥封固，于火上款款灸之，须以意度之，不可
太过、不及，勿令走气，候冷取出，则脑皆升于上盆
内，如此三次，可充冰片也。）

（又 樟脑每一两，用黄连六钱 薄荷六钱 白芷四钱
细辛四钱 荆芥二钱 密蒙花二钱 当归一钱 槐
花一钱。以新土碗铺冰片于底，安药在上，入水半盏，
洒脑子上，再以一碗合住，糊口，安火煨之，待水干
取开，其脑自升于上。以翎扫上，形似松脂，可入风
热眼药，人亦多以乱片脑，不可不辨。）

（庚生按：此方宜用于眼药、吹药及牙痛药，比冰片
为妙。庚生常试用有效。今真冰片日少，此法
可用。）

假雄黄

荷叶灰 头发灰 桑木灰 石灰各等份，以上
好石黄放灰内微煮，数日取出。透明即成
雄黄。

假胆矾

漆绿半斤，以蓖麻了叶一斗许捣汁，净猪胆四个，河水一大碗同煮。将干，入硇沙一钱五分搅匀，至干为度。每七两用净盆硝一斤，一处有嘴砂铫镕开，搅匀。用明矾研碎，入猪胆中，阴干取出。如色欠绿，再换新胆如上法或牛胆。

（又 朴硝入牛胆中，阴干，隔年后取，其色与胆矾同，其矾亦相去不远。）

假胡椒

用豌豆以蓼子、草乌、生姜三味切碎捣烂，取汁浸豆，蒸软，如此三度，换新汁浸，次用石灰末以文武火炒，豆皮皱为度，其味如真。

假乳香

择有瘿松树，锯开瘿，就上凿一孔。以糯米一升做饭，盐一斤拌匀，再杵成糍，入孔中。却以原锯锯下瘿，封之，盐泥固济，百有二十日足，取出，即成乳香矣。

假象皮膏 治扑打及金刃伤，血出不止者，用之，并收口如神。蚕豆炒，去壳，取豆捣细和匀，蜡熔为膏，摊贴如神。

（庚生按：西医有象皮膏，治一切伤口如神。其方用鱼胶一两，用清水三两浸开，再加浓酒三两，共贮瓷碗内，隔水炖烊，搅和。用大帚涂薄绸绫上，或桑皮纸上。用时以水上热气烘之，封口生肌，神效。）

制　品　法制门

法制青皮 醒酒益胃，消食如神。

青桔皮一斤（浸去苦味，瓢拣净）　白盐花五两　炙甘草六两　茴香四两　上以甜水一斗煮之，不住搅，勿令着底。候水尽，慢火焙干，勿令焦。去甘、茴，只取青皮，密收用。

乌龙胆 治一切喉症、喉蛾喉痹。

明矾末盛猪胆中，风干研末，每吹一钱，取涎立效。

白豆蔻

白豆蔻_斤 檀香_{二钱} 上为细末，甘草膏为衣，不拘时细嚼。内再加片脑一钱，亦为末共研。

（庚生按：功能平气降痰。）

法制橘红

桔红_{十二两} 檀香_{五钱} 白豆蔻_{五钱} 片脑_{一钱} 上为细末，甘草为衣，不拘时细嚼。

（庚生按：功能化痰开郁。）

法制槟榔

槟榔_{一斤} 檀香_{五钱} 白豆蔻_{五钱} 木香_{三钱} 上为细末，同甘草膏为衣，不拘时细嚼。

（庚生按：功能下气消食。）

法制芽茶　清热化痰，消食止渴。

芽茶_{一斤} 檀香_{五钱} 白豆蔻_{五钱} 片脑_{一钱} 上为细末，同甘草膏为衣，不拘时细嚼。

香茶

芽茶^{二两}　麝香一分　硼砂^{五分}　儿茶末一两
诃子肉^{二钱五分}　上共研末，甘草汤为丸、为
片任意，并治痰火症及口臭、口干、生疮
皆验。

（又方　治痰火症及口臭、口干、口舌生疮皆验。）

[孩儿茶^{四两}　木樨花一两（晒干焙研）　薄荷叶（晒研）一
两　硼砂（去脚）^{五钱}　上为末，用甘草熬膏，和药，作
小片噙化咽之。]

法制枳实　治消胀满逆气，除胸胁痰癖。

枳实^{一斤}　檀香^{五钱}　片脑^{一钱}　为末，同甘草
膏为衣，随时细嚼。

法制川芎　治头目不清，上焦风热。

川芎^{一斤}　檀香^{半两}　白豆蔻^{半两}　片脑^{一钱}
为细末，同甘草膏为衣，不拘时细嚼。

法制人参　补益元气，轻身延年。

人参　檀香　白豆蔻　片脑　为末，甘草膏为

衣，不拘时细嚼。

（虞庶按：此方无意义。）

法制桃仁　　辟瘴疠，山居尤宜服之。

桃仁一斤　　吴茱萸四两　　青盐四两　　上共炒熟，以新瓶密封，七日取出，拣去茱萸、青盐，将桃仁去皮尖，每嚼一二十枚。

造樱珠

好南参不拘多少，碾为细末，以胡桃仁、松子同研和匀，炼蜜丸如樱子大，每粒辰砂为衣。去红色二颗，沸汤点服。

三奇曲

白面十斤　　苍耳草（自然汁）三升　　野蓼（自然汁）四升

青蒿（自然汁）三升　　杏仁四升（去皮尖）　　赤小豆三升（煮烂连汁研）　　三伏内上寅日，将药汁拌面如造曲法，晒干收用。甲寅、戊寅、庚寅，乃三奇日也。此日修合，故名三奇神曲，大有神效。

制 品 药品门

灵砂

　　用新锅安逍遥炉火，蜜揩锅底，文武火下烧。入硫黄二两溶化，投水银半斤，以铁匙急搅，作青砂头，如有焰起，喷醋解之。待永不见星，取出细研，盛入水火鼎内，盐泥固济，下以自然火升之。干水十二盏为度，取出如末针纹者，成矣。

　　（庚生按：此方非谙习炼升火候者不能制。）

紫雪　疗伤寒温疟、一切积热、狂易叫走、瘴疫毒疬、卒死脚气、五尸五疰、心腹诸痰、疳刺切痛。解诸热邪、毒热、发黄、蛊毒、鬼魅、野热毒及小儿惊痫。

　　黄金一钱　　石膏三斤　　寒水石三斤　　磁石三斤（捣碎）

以水一斛，煮四斗，去渣；入犀角屑五两　　羚羊角五两　　青木香五两　　沉香五两　　甘草（炒）一两　丁香一两　　入前汁中，煮取一斗五升，去渣；

入炼朴一斤 硝石二斤 于药汁中微火煎之。柳木不住搅，至水气欲尽，倾木盆中，待欲凝，入麝香一两一钱五分 朱砂一两 搅匀收之。每服一二钱，潦水服，临时加减，甚者一两。

（庚生按：炼朴不知何物，疑系炼朴硝石。"一斤"二字似赘文，请高明酌之。）

（又按：炼朴疑系元明粉，消石疑即火硝，未知是否。）

（又按：硝石制法见后。）

红雪 治风热，消宿食，解酒毒，开三焦，利五脏，除热，破积滞。治伤寒狂躁、胃烂发斑、温瘴脚气、黄疸、头痛目昏、鼻口疮、喉痹、重舌、肠痈等症。

川朴硝十斤（去渣） 羚羊角屑三两 黄芩三两 升麻三两 人参二两 赤芍二两 槟榔二两 枳壳（麸炒）二两 生甘草二两 淡竹叶二两 木香二两 木通一两五钱 栀子一两五钱 葛根一两五钱 桑皮一两五钱 大青一两五钱 蓝叶一两五钱，苏枋木六两。并锉片，水二斗五升，煎九升，去渣滤过，煎沸下硝，不住手搅，待水气将尽，倾入器内。欲凝，下朱砂一两，麝香五钱，经宿成雪。每服一二钱，新汲水下。欲速行，则热汤化服一两。

（庚生按：此方颇有至理。惟须慎审病症，不可乱投。）

碧雪 治一切积热，天行时病，发狂昏愦；或咽喉肿塞，口舌生疮，心烦；或大小便不通，胃火诸病。

朴硝一斤　芒硝一斤　牙硝一斤　硝石一斤　石膏一斤（水飞）　寒水石一斤　水飞石一斤　上以甘草一斤，煎水五升，诸药同煎，不住手搅，令消溶得所。入青黛一斤和匀，倾盆内，经宿结成雪。为末，每含咽或吹之，或水调服二三钱；欲通利，热水服一两。

（庚生按：以上四方均在制炼得法，应用如神。凡炼硝，须在寒天腊月布霜之日为妙，否则往往不结。

庚生尝有白雪一方，亦得自走医，频用有效。）特附列·

白雪 治一切痰结滞，及中谈谈迷，及痰塞咽喉，诸种痰火实症。

朴硝五斤，用新莱菔汁七碗煎硝全化，倾入瓦盆内露。莱菔汁七碗煎至化，如前露法。俟结好，再用莱菔汁四碗，橄榄枝一碗同煎，如前露结取起。用稻柴灰阳纸印去水汽，阴干，瓦瓶封贮。每服三钱，或水调，会淡姜汁一小匙，开水一杯化服，均可。

硝石

石脾一斤　芒硝一斤　朴硝一斤　上为末，以苦参水二斗，铜铛煎十沸，入三物，煮减半，去渣煎，着器中，冷水渍一夜，即成硝石。可化诸石为水。

石脾

白矾一斤　戎盐一斤　上为末，以苦参水一斗，铛中煮五沸，下二物，去滓，熬干，白如雪。

（庚生按：苦参水二方均有，疑有夺字，或少分量。）

矾石

新桑合槃子一具，于密室扫净，以烧地令热，洒水于上，或洒苦酒于上，而布白矾于地上，以槃覆之，四面以灰拥。一日夜，其石精皆飞于槃上，扫取收。上未尽者，更如前法，数遍乃止。可作饮食。

（庚生按：如欲作水，即以矾精一斤，入三年陈酒一半，浸之七日，即成。号白矾华，日久弥佳。）

飞黄

治缓疽、恶疮，蚀恶肉。

瓦盆一个，安雌黄于中，丹砂居南，磁石居北，曾青居东，白石英居西，矾居上，石膏次之，钟乳居下，雄黄覆之，云母布于下，各二两，为末。以一盆盖之，羊毛、泥固济，作三隅灶，以陈苇烧一日，取其飞黄用之。

土黄

信石一两　硇砂二钱　木鳖子肉五钱　巴豆肉五钱　上以信石、硇砂研末，以木鳖、巴豆捣成膏，入石脑油，和作一挺，油纸数重包

裹，埋于土坑内，四十九日取出，瓷器收贮待
用。如无石脑油亦可。

（庚生按：石脑油出于番舶，迥罕真者。或误以煤油
代之，不可不知。）

元霜 治痰火神水。

黑铅一斤，烊一薄饼，中穿一孔，以绳系
之，将好米醋约寸许，瓮口用皮纸、箬子扎
紧，再以砖石压之，勿泄气，放屋下阴处。
待数日取起，铅饼上有白霜拭下，每铅一
斤，取霜二两为止。治噎膈，每服五分，噙
口内，以白汤送下。治痰水咳嗽，每服三
分，照前法服。

（庚生按：铅饼入醋瓮中，须与醋离寸许，勿浸入醋
内。其瓮大小约装斗五升为适中。装醋后，上离瓶口
必须五六寸。其饼穿孔，须平挂以受醋气。）

取绿豆油 治天疱疮。

绿豆装入粗瓦瓶内，以毛竹箸一把，塞紧瓶
口。再用瓦盆一个，底下凿一孔，将瓶倒插于

盆孔内，用砻糠炭屑烧之。其油即在箸头滴出，以碗收之。俟出火毒，用油抹点疮上，二三次愈。

（庚生按：竹箸头取新竹现制，每根约五寸长足矣，绿豆约用三四升，以满瓶为妙。）

油胭脂 治手足开裂。

生猪油去筋膜一两，入锅熬净，再入黄占五钱，白占三钱，同化清；入银朱、黄丹各五分，搅匀，以软能摊开为妙。敷之即愈。

（庚生按：用银朱不如用红花，或胭脂粉为妙。）

云母粉 治百病。

云母一斤拆开，揉入火瓶内筑实，上浇水银一两，封固。以十斤顶火煅赤，取出。却拌香葱、紫连翘二件，令捣如泥后，以夹绢袋盛于大水盆内，摇取粉。余渣未尽，再添药草，重捣取粉，以水盘一面，于灰上印一浅坑，铺纸，倾粉在内，候干焙之，以面糊丸梧子大。调有病者，无不效。

（庚生按：火瓶即倾银罐，可以入火不炸。香葱、连翘干分量，自以意增减。然金石之药，制炼不精，每有遗患。虽云能治百病，然功过相半，不可尝试。）

取砂汞

瓷瓶盛朱砂，不计多少，以纸封口，香汤煮。一伏时取，入水火鼎内，炭塞口，铁盘盖定。凿地一孔，放碗一个盛水，连盘覆鼎于碗上，盐泥固缝，周围加火煅之。待冷取出，汞自流入碗矣。

造海石

苦瓜蒌去皮捣碎，连汁用煅过黄口蛤蜊粉拌匀，作饼晒干，入药用。有等庸医以海浮石作海石，误矣！此药最能去痰。

（庚生按：此品下探有效。庚生曾照制试用，有验。）

取草汞

细叶马齿苋干之十斤，得水银八两或十两。先以槐木棰之，向东作架，晒之，二三日即干。如经年久，烧存性，盛瓦瓮内，封口。埋土坑中四十九日，取出自成矣。

（庚生按：细叶马齿苋，节叶间有水银，采后难燥。其
功能散血消肿，利肠解毒。采得阴干作莚，治杨梅疮
毒及淋滞等症，如神。尝考此品，即马牙半枝莲也。）

鼻烟

香白芷二分　细辛八分　猪牙二分　皂角二分（以上
焙干研）　薄荷二分（研）　冰片三厘　干烟丝一钱（为
君。干烟丝必须配福建烟六七分许）　上各为末，酌量
配合，不拘分量，色如棕者佳。

鸡子雄黄

雄黄一斤研细，取新生鸡子黄、白和之，置铜
铫中，以盖复之，封固，勿令出气。微火盖
上，容得手，不用太热，三日夜，勿令火绝。
寒乃起之，掠去上渣，清者在下当涌，涌如水
银。寒则坚，得人气复软。炼一片，得十两，
盛以竹筒，勿使见风。服丸如麻子大，使人肌
肤润泽，冬则能温，夏则能凉，辟除寒气。

（庚生按：雄黄性烈，经火更甚，《一口录》云：钱莘

于端午饮雄黄酒致毙，无法解救。可知金石诸品，不可口服。）

水银霜

水银^{十两} 雄黄^{十两} 各以一铛熬之，银熟黄消，急倾为一铛，少缓，即不相入；仍急搅之。良久，硫成灰，银不见，乃下伏龙肝末^{十两} 盐末一两搅之。别以盐末铺铛底一分，入药在内；又以盐末盖面一分，以瓦盆覆之。盐土和泥涂缝，炭火煅一伏时，先文后武，开盆拭下。凡一转后旧土为四分，以一分和霜，入盐末二两，如前法飞之，又以土一分，盐末二两和，飞如前。凡四转，土尽，更用新土。如此七转，乃成霜用之。（按：水银霜即粉霜，本以汞粉转升而成，故名。此方崔氏法，后人罕知者。）

大玉容丹　去雀斑、痱子、瘰如神，傅面如玉。

白僵蚕^{三钱}　白丁香^{一钱五分}　白附子^{三钱}　白芷^{三钱}　山奈^{三钱}　滑石^{五钱}　硼砂^{三钱}　白荷

花瓣三钱　密陀僧三钱　白茉莉子三钱（研粉）　绿
豆粉二两　白冬瓜子三钱（晒,研）　白蜜一两五钱
为丸。

（庚生按：白茉莉非广茉莉，乃草本，开红白花，俗名
夜姣姣。其子有粉极细，可代铅粉傅面。）

石菖蒲酒　治三十六种疯不能治者，悉效。

菖蒲三斤薄切，日内晒干，以绢囊盛之。好酒一
坛，悬囊在内，封闭一百日，取视之，如绿菜
色，以一升熟黍米纳中，十四日开出，饮酒。

代茶汤　夏月服之代茶，健脾止渴。

白术一钱五分　麦冬（去心）一钱　煎作汤服。

少阳丹

苍术乃天之精也，用米泔水浸半日，刮去黑粗
皮，晒干捣碎，罗为细末一片。地骨皮乃地之
精也，新掘者以温水洗净，用锤打扁，去心，
止取嫩皮晒干捣碎，罗为细末一片。桑椹乃人
之精也，用黑熟者二十斤入瓷盆内，以手搓揉

揣烂，入绢袋内压汁去渣。将前二味投入椹汁内调为稀糊，倾入瓷罐内封口，置净棚上，昼采日精，夜采月精。专待日月自然火，煎干为度，捣、罗为细末，炼蜜丸赤小豆大。每服十丸，无灰酒下，日进一二服，服一年发白返黑，三年面如童子。盖此药总合，恐阴雨损坏，必须旋合旋晒。一二日就干。采日月精华四十九日，从新为末，如法丸用。纵使总合，亦须用十数大盘分开晒，一二日就干，免致雨坏。

（庚生按：此方妥善，服食所宜。较金石诸品，为功虽缓而无流弊。）

固齿延寿膏

专治龈宣齿槁，黄黑腐败，风虫作痛，腮颊红肿，大有奇功。久贴坚固牙齿，驱逐垢腻，益肾气，长养津液，壮骨强髓，添精倍力。

珍珠五钱（绢袋盛之。豆腐一方，中作一小孔，将珠入孔内，以原豆腐盖之，放锅内，用绵宣锅上，不可落底。桑柴火煮，一主轴箱为度，听用）　雄鼠骨五钱（腊月内雄鼠一只，以面作饼，将鼠皮肉包裹在内，外用盐泥复包，阴干，火烧红为度，冷定，打破取骨，收之，听用）　大小皂角五分　细辛三分（水洗，晒干）　青盐三钱五分　香白芷五分　秋石三钱（破故纸炒香，净五分，忌铁器）　龙骨五钱（面裹，外以盐泥复包，阴干，放入火烧红，冷定，取骨用）　鹿角霜五钱（制）　沉香二钱半　光木香二钱半　南川芎一钱　乳香一钱　没药一钱　白芷一钱　归身一钱　怀庆熟地二钱（煮）　阳起石五钱　象牙末五钱　白蜡五钱　上各研细末，俱作二分和蜜煎。罐一个，先将白蜡化开，次后下一分药面，桑柴文火熔开腊，将药搅匀。外用呈文纸二张，将前药一分散在纸上，用手擦磨药面在纸上下周围，后将罐内药化开搅匀，倾在纸上，用户熨斗文火熨化，上下周围俱用药汁走到，切条。临卧贴在牙上一夜，明日清晨将药条取出，其条就黑，牙齿坚固。

（庚生按：鼠骨乃治齿妙品，惟不可犯铁器，犯则不验。）

（又　黄柏五钱　生栀子仁三钱　煎汁，煮龙骨至干，为末。再用铅粉五钱　麝香三分　煎龙骨，研红。加黄蜡一两，隔水烊化，拌匀。用呈文纸浆各要熨摊余纸，帖之亦不能黑，然不能有益牙齿，只能略治一时牙痛。）

（庚生按·成文纸，即今皮纸也。此方之制本如此。今京都玉带膏，即仿此意，用尤骨五钱，以黄芪五钱略治之。）

齿药　此方出西域莲花峰。神传仙方，向有碑刻，今已短碎无存。

歌曰：猪牙皂角及生姜，西国升麻熟地黄。木津旱莲榓角子，细心荷叶剪荷花、叶、心、子用要相当。上以青盐等份同烧煅，研细将来使最良。齿固牙须发黑，谁知世上有仙方。

（庚生按：木笔即辛夷，治风火牙疼。）

屠苏酒

赤木桂心七钱五分　　防风一两　　菝葜五钱　　蜀椒五钱五分　　桔梗五钱五分　　大黄五钱五分　　乌头二钱五分　　赤小豆十四枚　　上以三角绛囊盛之，除夜悬井底，元旦取出，置酒中煎药数沸。举家东向，从少至长，次第饮之，药渣投井中。岁饮此水，一世无病。

（庚生按："木"疑作"术"。赤术者，苍术也。）

［又方　大黄一钱六分　桔梗一钱五分（去芦）　川椒一钱五分（去壳）　白术一钱六分　桂心一钱六分　乌头一钱（去皮尖）　吴茱萸一钱二分　防风一两（去芦）

上为咀片绛囊盛，悬井中或水缸中。除夕制，元旦寅时取出。以无灰酒煎四五沸，取饮，自幼至长。］

造矾华矾精法

新桑合槃一具，于密室中扫净。以火烧地令热，洒水之上，或洒苦酒于上。乃布白矾于地，上以槃覆之，四面以灰拥定。一日夜，其石精皆飞于上槃，扫取收。上未尽者，如前法，数遍乃止。为矾精，若欲作水，即以扫下矾精一斤，纳三年苦酒一斗中渍之，号曰矾华，百日弥佳。若急欲用，七日即可。

制　品　食　品　门

茶松

白糖一斤　南薄荷末一两　北细辛三钱　芽萝

末二两 拌得匀任用，或加麝香少许。

醉茯苓

华山挺子茯苓，削如枣大方块，安新瓮内，好酒浸之，纸封一重，百日乃开。其色当如饧糖，可食，一块一日。至百日肥体润泽，一年可夜视物。久之，肠化为筋，延年耐老，面若童颜。

茯苓酥

白茯苓三十斤，去皮薄切，暴干，蒸之。以汤淋去苦味，淋之不止，其汁当甜，乃暴干，筛末。用酒三石，蜜三升相和置瓮，搅之百匝，密封勿泄气。冬五十日，夏二十五日，酥自浮出酒上。掠取，其味极甘美，作掌大块，空室中阴干，色赤如枣。饥时食一枚，酒送之，中日不食，名神仙度世云。

络索米 治脾胃虚弱，不思饮食，食下不化，病似反胃噎膈。

清明日取柳枝一大把熬汤，煮小米做饭，面洒成珠子，晒干，袋悬风处。每用滚水随意下米，米沉住火。少时米浮，取看无硬心则熟，可顿食之，久则面散不粘矣。

香橙汤 宽中快气，消酒。

橙皮二斤（切片）　生姜五两　切，焙烂，入炙甘草末一两，檀香末半两，和匀作小饼；沸汤入盐送下。

逡巡酒 补虚益气，去一切风痹湿气。久服益寿耐老，好颜色。

三月三日收桃花三两三钱　五月五日收马兰花五两五钱　六月六日收脂麻花六两六钱　九月九日收黄甘菊花九两九钱（阴干）　十二月八日取腊水三斗，待春分取桃仁四十九枚，去皮尖，白面十斤正，同前花和，作曲，纸包四十九日。用时白水一碗，曲一块封。良久，成矣。如淡，再造一丸。

仙人粮 治虚劳绝伤，年老衰损，偏枯不遂，风湿不仁，冷痹，恶疮，痈疽等症。

（臞仙神隐云：用干天冬十斤　杏仁一斤　捣末蜜渍。每服方寸匕，补中益气。）

栝楼粉　治消渴饮水。

大栝楼根去皮寸切，水浸五日，逐日易水，取出捣研，滤过澄粉，晒干。每服方寸匕，水化下，日三服，亦可入粥及乳酪中食之。

（庚生按：亦治肠痈及疮毒等症。）

琼玉膏　常服开心益智，发白返黑，齿落更生，辟谷延年。兼治痈疽痨瘵、咳嗽吐血等症。

生地黄十六斤（取汁）　人参末一斤半　白茯苓末三斤　白沙蜜十斤　滤净拌匀，入瓶内，箬封，安砂锅中，桑柴火煮三日夜。再换蜡纸重封，浸井底一夜，取起再煮一伏时，每以白汤或酒，点服一匙。

糟川芎

大川芎一个，入旧糟内，藏一月，取焙，入细辛，同研末，擦牙。

止疟果

大荸荠将好烧酒自春浸至秋间，如疟至不贪饮食，食则胀满不下者，每日荸荠两个，三日愈。

三仙酒 治肾虚精冷之症。

烧酒一坛十斤　入龙眼肉一斤　桂花四两　白糖八两　将泥封固，愈久愈佳。

（庚生按：桂花极能发肝气及疟疾，用者须酌。）

金枣仙方 治水蛊肿胀。

红牙大戟一斤　红枣三斤　水煮一日夜，去戟用枣，晒干食之，立消。

药梅 治痢疾。

木香一斤　木通一斤　黄芩一斤　紫苏一斤　砂仁一斤　薄荷一斤　青梅十斤　火酒十斤　端午日入瓶内，封固，一月可用，只吃两个即愈。

养元散

粳米一升，水浸一宿，沥干燥，慢火炒令极

熟，磨细罗如飞面。将莲肉去心三两，怀山药二两，芡实三两，碾米入粉内。每日清晨用一盏，再入白糖二匙，或黄砂糖亦可，用滚水调食，其味甚佳，久服不厌。

（庚生按：此方健脾开胃，止久痢。老年服之尤宜。）

龙液膏

坚白茯苓去粗皮，焙干为末。择取上好溪流水，浸去筋膜、渣滓，净后焙干，置瓷瓮中。和以真蜂蜜，顿调釜中。水煮一日，火用桑柴火，及药罐之半，不可没肩。制成，空心白滚汤服，烦郁燥渴，一切下部诸疾可除。

川芎茶

治大人小儿感冒风寒，头痛鼻塞，遍身拘急，恶寒发热等症。

鲜川芎（梗叶切碎，如无，干者亦可）　生姜（切丝）　陈皮（切丝）　鲜紫苏（梗叶切碎）各等份，细茶（与药相对）。五月五日午时拌匀，用盒盖过宿，使气透，次日取出焙干，瓷瓶收贮。用时以汤泡之一钟，乘热熏鼻，吸其气，复乘热饮之，汗出即愈。

五香鸭

治胃口寒痛，手按之而稍止者是。

人参一两　白术一两　肉桂一两　肥鸭一只　将药入鸭腹中，煮之极烂。外以五味和之，葱、椒俱不忌口；更以腐皮同煮。恣其饱餐食尽。如不能尽，亦听之，不必再食米饭也。一餐而痛如失矣。

莲花肚

治脾寒而痛，痛在心之下左右也。

肚子一个　莲肉一两　红枣一两　肉桂一钱　小茴香三钱　白糯米一合　未入药之前，照常将猪肚子洗去秽气，入药煮烂，一气顿食，蘸甜酱、酱油食之，如未饱，再用饭压之，而痛如失。肚子入药之后，必须用麻线将口外扎紧，清水煮之。

（庆生按：此方极平妥而有奇功。凡病后疲乏瘦弱，服二三次，极效。）

香鳗 治痨虫。

肥鳗一斤　白薇 两　小茴香三钱　甘草一钱
苡仁五钱　榧子十个（去壳）　同入砂锅内，用水
煮烂，加五味和之。乘肥饱食一顿，以食尽为
度，半日不可用茶。凡有痨虫尽皆死矣。

（庚生按：鳗鱼治三阴不足，火旺水亏。本有鳗鱼丸
一方，极灵极验。先服此，后服丸，更妙。）

鳗鱼丸 治吐火咯血，血产火旺，咳嗽劳瘵，三阴不
足，胃火口燥，骨蒸等病，如神。

鳗鱼三斤勿见水，以竹刀破开。锅内入百部一
斤，水十碗，甑上用薄荷、丹皮铺满，将夏布
一方盖在药面上，然后置鱼在布上，蒸一炷
香。捣烂、和薄荷、丹皮做成饼，晒干。另用
干地黄四两，女贞子一两半，盐水龟板二两，
旱莲草一两半，天、麦冬一两，煅牡蛎二两，
川贝一两半，茯神二两，人中白一两，各为
末。淡菜一两，放胖红旗参八两。将二物以川
斛四两煎汁煮烂，捣匀。再入地黄等药末，每
药一料，配瘦饼粉八两，共捣为丸。每服四

钱，开水吞服。

药肺 治患疾病久不愈者。

猪肺一个　萝卜子五钱（研碎）　白芥子一两（研碎）
五味调和，饭锅蒸熟，饭后顿食之，一个
即愈。

长寿粉 治痨瘵症。

芡实八两　苡仁八两　山药三斤　糯米一斤　人
参三两　茯苓三两　莲子半斤　白糖　各为末，
每日调服一两，如不欲调服，以水打成丸如元
宵服，上下午服更妙。

九仙王道糕 养神扶元，健脾胃，进饮食，补虚损，
生肌肉，除湿热。

莲肉四两　麦芽二钱（炒）　白扁豆二钱（炒）　芡
实二钱　山药四两（炒）　白茯苓四两　苡仁四两
柿霜一两　白糖二十两　上为末，入粳米粉五升
蒸糕，晒干，任意食，米饮下。

三仙糕 治内伤脾胃虚弱，饮食不进。主补养元气。

人参五两　　山药五两　　白茯苓五两　　莲肉五两
芡仁五两（另一钱为末）　　白蜜一斤　　砂糖屑一斤
糯米粉三升　　粳米粉三升　　上为末，拌匀，蒸
糕，晒干，再为末。，每取一大匙，白汤调
下，日三四次。

桂浆渴水 夏月饮之，解烦渴，益气消痰。

桂末十九两　　白蜜一升　　上以水三斗煎取一斗，
入新瓷瓶中。乃下二物，打二三百转。先以油
纸一重，加二重封之。每日去纸一重。七日开
之，气味香美，格韵极高。今人多作之。

八仙茶 延寿固肾种子。

歌曰：仙家别有一种茶，尽是青龙白虎牙。北
海婴儿能种造，南山玉女采精华。

制杜仲四两（麸皮炒断丝）　　菟丝子二两（酒浸制如常）
木鳖子五钱（去油皮）　　甘草二两（去皮，蜜炙）　　广木
香一两（不见火）　　小茴香五钱　　母丁香十个（大者）
附子一个（用荞麦面一撮包煨，良久去面）　　沉香八钱

诃子四两（去壳）　荔枝子十四个（去皮）　锁阳三钱

（炙）　青盐八钱　熟地二两二钱（酒浸一夜，去皮）

六安茶二斤　上药与茶各为细末，用甘草膏以
火日修合。将蒸笼一扇铺绢一层，将药平摊于
绢上，又放绢一层。将茶一层再放蒸笼一扇，
铺绢一层，照前摊药，并尽盖之，周围用纸封
固。慢火蒸一炷香，取起，乘热为丸如芡子
大，入瓷瓶收贮，以黄蜡封口，埋地下一尺七
寸。取起每服一丸，嚼化。无子者，用之更
妙。即如血衰发白，每日衔化一丸，满百日白
发返黑矣。久服能除百病，善化痰。切忌败
血、诸物脑，三白酒莫食。

制　品　用品门

萤火丹

萤火一两　鬼箭羽一两　蒺藜一两　雄黄二两
雌黄二两　羚羊角一两半（煅）　上俱为末，以鸡
子黄、丹雄鸡冠一具，和捣千下，丸如杏仁。

作三角绛囊，盛五丸，带于左臂上，从军系腰中，居家挂户上，甚辟盗贼。

（庚生按：上约共八两余，非一鸡冠可和丸，或用鸡子黄二三枚，及丹雄鸡冠一具为丸耳。）

五色蟾墨

雄黄一两　银朱一两　胆矾粉一两　藤黄一两铜绿一两　硼砂一两　麝香一钱　上共为末，蟾酥为条如笔管大，阴干，磨涂患处，立消，

乌须铅梳

铅十两　锡十两　婆罗子三个　针砂半两　熟地半两　茜根一两　胡桃皮一两　没石子二钱半黎勒皮二钱半　硫黄二钱半　石榴皮二钱半　磁石二钱半　皂矾二钱半　乌麻油二钱半（为末）　上先将铅、锡入末一半，柳木搅匀，倾入梳模子，印成修齿，余末同水煮，梳三日三夜，水耗加之。取出，故帛重包五日。每一热皮衬手，搓一百下，先须以皂荚水洗净。

紫霞杯

硫黄袋盛，悬罐内，以紫背浮萍同水煮数十沸，取出候干，研末十两。珍珠二钱　乳香二钱　琥珀二钱　雄黄二钱　礁砂二钱　阳起石二钱　赤石脂二钱　片脑二钱　紫粉二钱　白芷二钱　甘松二钱　三奈二钱　木香二钱　血竭二钱　没药二钱　韶脑二钱　安息香二钱　麝香七分　金杯二十片　为末，入铜杓中，慢火熔化。以好样酒杯一个，周围一粉纸包裹，倾硫黄入内，选装令匀，投冷水中，取出。每旦盛酒，饮二三杯，百病皆消。

香肥皂

肥皂一斤　红甘松末二钱　三奈末二钱　北细辛末二钱　潮脑一钱　红枣二两　上先将肥皂去子豆，研烂如泥，加药末，捣成为丸。

灌顶油

治脑中热毒，除目中翳障，镇心明目。此大食国胡商方。

生油二斤　故铁铧五两　硝石五钱　寒水石（研烂）

马牙硝五钱　　曾青一两　　上绵裹，入油中浸七日。每　钱顶上摩之，及滴少许入鼻，为妙。

（庚生按：此为是泰西所传。所用各药，今皆通行。惟生油未见经用，西国尝用花生油、橄榄油、蓖麻油，此或花生油也。）

乌头麝香油

香油二斤　　柏油二两（另放）　　诃子皮一两五钱没石子六个　　五倍子三钱　　石榴皮三钱　　旱莲台三钱　　真胆矾一钱　　猪胆二个（另放）　　串百药煎三两　　上共为末。先将香油熬数沸，然后将药末入油锅内同熬，少时倾出油，入馆内盛，微温入柏油，搅入猪胆，又搅，令极冷。入零陵香三钱　　藿香叶三钱　　白芷三钱　　甘松三钱麝香一钱　　再搅匀，用厚纸封罐口，每日早、午、晚各搅一次，仍封之。如此十日后，先晚洗头发净，次早搽之。不待数日，发黑绀、光泽、香滑，永不染尘垢，不须再洗，用之后自见也，黄发亦黑（旱莲台随处有，科生一二尺高，小如菊，折断有黑汁，名捉孙头）。

八白散 金国宫女洗面方。

白丁香　白僵蚕　白附子　白牵牛　白茯苓
白蒺藜　白芷　白及　上研八味，研入皂角三
定去皮，用大豆少许为末。常用。

香身丸 治遍身炽气、恶气，及口齿气。

丁香一两五钱　藿香叶三两　零陵香三两　甘
松三两　香附子一两　白芷一两　当归一两　桂
心一两　槟榔一两　益智仁一两　麝香五钱　白
豆蔻二两　上为末极细，炼蜜为剂，杵千下如
桐子大。每噙化五丸，常觉口香，五日身香，
十日衣香，二十日他人皆得闻香也。

七佛虎头丸 避瘟杀鬼，除一切疫气。

虎头骨一两半　朱砂一两半　雄黄一两半　鬼
臼一两　皂角一两　雌黄一两　上为末，溶蜡和
丸如弹子大。以红绢盛，袋盛一丸，系臂上，
男左女右，又悬四角。如值近境疫作，晦、朔
夜半，各家当烧一丸；晨起，各人吞下小豆大
一丸，则不致传染。

女廉丸

五月五日，七月七日，取山林柏木，锯板作枕，长一尺三寸，高四寸。以柏心赤者为之盖，厚四五分，工制精密，勿令走气，又可启闭。盖上钻米孔三行，每行四十九孔，凡一百七十四孔，内实药二十四品，按二十四气，用川芎、当归、白芷、辛夷、白术、藁本、木兰、蜀椒、官桂、杜蘅、柏实、秦椒、干姜、防风、人参、桔梗、白薇、荆实、蘼芜、白蘅、飞廉、薏苡、款花、肉苁蓉，外加八味毒者，以应八气风。乌头、附子、藜芦、皂角、茵草、矾、半夏、细辛，上共三十二物，各五钱，为末，和入枕匣，外用布囊缝好。枕百日过，面有光泽；一年体中风疾，一切皆愈，而且身香；四年发白变黑，齿落更生，耳目聪明，神方秘验。此方乃女廉传玉清，玉清传广成子，圣圣相传，不可轻忽。常以袱包盖，勿出气。

蛟烟丸

粗茶一斤　木鳖八两　雄黄四两　上共为末，醋丸弹子大。每晚用一丸烧之，去者去，不去者亦不啮人。

制　品　杂品门

一枝梅

朱砂三钱　银朱玉清五分　五灵脂三钱　麝香三分　蓖麻仁五分　雄黄五钱　巴豆仁五钱不去油，午日午时用脂油为膏，作小饼大。遇有重症，先将此药贴眉心正中。移时揭去，有红色散漫着，可治；若白色者，不可治矣。

七圣紫金锭　治疗疮、瘰气时毒等症。

上木香一钱　土花子一钱　仙人薯一钱　晚蚕沙一钱　柏花一钱　朱砂三钱　雄黄三钱　上为末，米糊为丸，毛屎梯根磨水化下。

（庚生按：柏花极少，入药亦罕。即毛屎梯须放。）

紫金锭　治小儿一切危症，各照引磨服。

> 辰砂二钱　胆星五钱　蝉壳二钱　甘草二钱　麝香一钱　蛇含石四两　一方加僵蚕四钱　白附子四钱　白茯苓四钱　白术四钱　另一方加白蚕三钱　白附子五钱　减去甘草一钱　为细末，饭捣丸，每锭重五分。

鸡子丹　久服长生延年。

> 取鸡雌雄纯白者，别养得其卵，扣出黄白。取丹砂和入卵，蜡封其口，还令白鸡同子抱之，待鸡出，药成。和以早服如黄豆大二丸，日二三丸。

雁腹丹　除万病，延年。

> 丹砂三斤　沿下筛，盛易重炼囊，纳雁腹中，缝腹令合。蒸黍下炊以桑薪，三日三夜出，以白蜜丸如黄豆大。每服二丸，日三次。

观音救苦丹

> 硫黄一钱　硝一分　麝香一分　上共为细末。先

将硫熔化，后下硝、麝搅匀，倾铜盆摊及薄片，切作米粒米大。放患处，点火灸之。毒大者五粒，小者二三粒、

（庚生按：此方平淡而有奇功。凡阴寒湿症，及寒痰结核、筋骨酸楚之症，均可以此法灸也。火以艾绒阳燧，向日取之为妙。）

十香丸

乳香一钱　没药一钱　花椒一钱　硫黄一钱　水银三钱（用唾研如泥）　麝香三分　蛇床子（炒）五钱　大枫子（去壳）二两　上共研碎，旧白油烛或油胡桃作丸，擦疥疮神效。

神妙痧药

北细辛三两　荆芥六钱　降香末三钱　郁金一钱　上共为末，每用一茶匙放舌，冷茶送下，或津咽下。

痧药

白胡椒一两　牙皂一钱　火硝三钱　檀香末三钱

明矾三钱　　丁香三钱　　蟾酥三钱　　北细辛二钱

冰片五分　　麝香五分　　金箔量加。

望梅丸

能生津止渴，旅行带之，每含一丸，可代茶。

盐梅四两　　麦冬一两（去心）　　薄荷一两（去梗）

柿霜一两　　细茶一两　　苏叶五钱（去梗）　　上为细

末，白霜糖四两，共捣为丸如鸡豆大。加参一

两，更妙。

软脚散

歌曰：软脚散中芎芷防，细辛四味研如霜。

轻洒鞋中行远道，足无泡汗皆香。

防风五钱　　白芷五钱　　川芎二钱半　　细辛二钱半

行远者撒少许于鞋内，步履轻便，不生箴泡，

足汗皆香。

火龙丹

即痧药。

牛黄一钱　　麝香二钱　　冰片一钱　　朱砂二两（研飞）

荜拨一钱　　真金箔五张　　雄黄三两（研）　　火硝一两

硼砂五钱　　牙皂一钱　　上各研细，端午节时合。

如遇痧胀腹痛，将此药嗅鼻，并放舌尖上，咽

下亦可。

蟾酥丸

雄黄三钱　麝香三分　木香一钱（俱不可见火）　加苍术三钱，蟾酥为丸如小米大，朱砂为衣；如难丸，少加米饮。每用二三丸，放舌尖上化下。加入西牛黄、金箔，端午午时合，尤妙。

（又方　沉香五钱（锉细）　母丁香五钱　朱砂五钱（水飞）　雄黄五钱　麝香三钱　广木香一两　苍术二两（茅山者，米泔浸，去毛净末）　蟾酥三钱　上药俱忌见火，为细末，将火酒化蟾酥为丸；不就加米饮，丸如米大，每服二三丸，放舌尖上化下。）

白梅丸　生津止渴。

白糖三斤　白盐梅一斤（去核）　薄荷叶一两　檀香六钱　上为细末，滴水丸如芡实大。每服一丸，不拘时嚼化。

梅苏丸　生津止渴。

白糖三斤　乌梅肉二斤　紫苏叶二两　炒盐一钱五分

上为细末，滴水丸如芡子大。每服一丸，不拘时嚼化。

龙脑鸡酥丸 消渴，凉上膈，除邪热，止咳嗽、吐血、鼻血、胃热、口舌痛，肺虚气损失声，并治之。

银柴胡^{二两}　阿胶^{二两（炒成珠）}　蒲黄^{二两（炒）}

人参^{二两}　木通^{二两}　生地^{六两}　麦冬^{四两}　炙甘草^{一两半}　黄芪^{一两}　薄荷叶^{一斤}　上为末，蜜丸芡子大。每服一丸，食后嚼化。

参杏丸 止咳嗽，化痰。

人参^{五钱}　款冬花^{五钱}　诃子^{五钱}　贝母^{五钱}　五味子^{五钱}　桑白皮^{五钱}　紫菀^{五钱}　杏仁^{五钱}　阿胶^{五钱}　茯苓^{五钱}　甘草^{五钱}　上为末，炼蜜为丸如芡实大，每服一丸，不拘时含化。

上清丸 利咽膈，清上焦热、口生疮。

薄荷^{二两}　防风^{二两}　桔梗^{二两}　川芎^{一两}　砂仁^{一两}　甘草^{一两}　片脑^{一钱}　上为末，蜜丸芡子大，每服一丸，嚼化。

玉泉丸

盐霜梅肉一两　干葛二两　桔梗二两　薄荷二两

诃子五钱　乌迷泥五钱　元参五钱　天花粉三钱

上为细末，蜜丸黄豆大。每服一丸，不拘时
嚼化。

太仓丸

治脾胃饥饱不时生病，及诸般积聚，百物
所伤。

陈仓米四两　巴豆二十一粒（去皮）　同炒至米香，
至豆黑，勿令仓米焦，去豆。入橘皮四两（去白）

上为末，糊丸梧子大，每用姜汤服五丸，日
二服。

卷 四

医 外 医禽门

鹤胫折断

鹤胫至脆易折。若犯此者，宜用。青竹，比胫略大，长三四寸，手劈两半片。地上掘白头蚯蚓数条，去泥土，铺青竹管中，用线扎定；仍用数条唼之。候饭顷，即如旧。此万金不易之方也。

鹤病

饲以蛇、鼠及大麦煮喂之。

南禽发风

如鹦哥、八哥、白鹇、锦鸡、孔雀之属，发风不食，尾尖上有小肉珠，圆如豆大。以针挑破，即愈。

金雀

凡新捕到金雀，必欲以水洗其足，令十分干净。却以舌于其顶上，顺添之数十条，然后置笼中。如此永不死，否则必至于死。此妙法也。

鸽病

古墙中螺蛳槁壳，并续随子、银杏，捣为丸。每饲十丸，愈合。鸽性嗜豆，绿豆性冷，多食则病。受烟火之气则病，不见阳光则病，不获沐浴则病，不得沙石则病。热病则喘，冷病下稀。热疗以盐，冷疗以甘草。

孔雀病

饲以铁水，即愈。如盛夏患眼病，以鹅翎筒管灌青油少许，清水洗之。眼不开，擘口唉小鱼虾，及切薤少许，唉之凉冷。勿与咸、醋杂食。

鹦鹉病

鹦鹉性最畏寒，冷则发颤，如瘴而蛆。饲以馀甘，可解。

画眉病

画眉，春令正当分对之时，若入笼一年，可矣。即明春，照前分对之时，食不能食叫不能叫，名发氤。笼内取出，尾上验尖，挤出白浆。过数日，叫口如前，仍然搧打。凡鸟喉哑，用铜末一撮，或古老钱，或诃子，任用一件，入水汁内浸之。饮其水，声响如前。

鹞子病

鹞子有病而不知何病，宜用蜂蜜、奶子油，及鲜熟肉，或小鸡肉，或小鸡肉尤妙。三样和匀，与食则愈。鹞子或在手腕，或在栖木，屡次气喘忧闷。食少鲜肉后，出粪黑臭，因腹内有臭液，或食恶肉，或食野药之故。用毛齿苋略捣烂，并奶子油、羊羔肉，和为食。

（又方 葡萄汁煎三分，去二，止留一分最甜者，与

鸽子饮。间一日，将此鸽给鹞子食之则愈。凡瘦而忧
闷，及毛竖起着，此方食之获痊。凡试鹞子有病与
否，先置鹞子与足下，后持肉高悬，引教飞上扑食则
无病，否则有病。或以铜末、钱末，拌肉与食。如食，
则五脏不佳。又宰羔羊肺，带热与食，食肺而尽，则
无病；食之不安难化，第二日有忧闷状，则有病。一
出粪不间断，不捆在架上安平，嘴抹内翘，自下而
上，其翘如擦油光润，大腿均平，翘内两脉平和，以
上皆无病之征。或因外热而口开，舌头喘气；或因内
热而眼闭，脚一伸一缩，毛竖起；或因劳倦而口闭，
翘下垂，鼻中呼气；一切皆有病之征。若出粪绿色，
在架拳曲不起，乃死之征也。）

了哥病 春月羽毛上生虫，多蛀死。

吴茱萸煎汤，放令浴之，蛀虫即死。

黄头病 有拔肚毛者。

蛇壳焙燥，研细，拌粉内，食之即愈。

鸡一切病

真麻油灌之。

鸡瘦

土硫黄研细，拌食则肥。

鸡瘟

磨铁浆染米与食则愈。

鸡水眼

白矾傅之。

鸡哮

芒硝一小块如指大，灌之即愈。

鹌鹑病

白膜闭眼者，名水眼，不治则瞎，须常常看视。若有此病，饲以蚯蚓便愈。后又饲以蜘蛛、苍蝇、土蜂等物，败其余毒，而斗亦多狠。

鸡瘟

巴豆一粒捣碎，香油调灌，入口即愈。

（又方　绿豆粉水和成条，喂数次愈。）

医 外 医兽门

马证

热虫嗓，黑汗，鼻有脓，哮喘，水草不进用。

黄瓜二两　葽根二两　贝母二两　小青二两　桔梗二两　吴蓝靛花二两　桃仁二两　大黄二两　白鲜皮二两　黄芩二两　郁金二两　马牙硝四两　黄柏四两　上研末，验患相当及常要唉重者，药三两，地黄半斤，豆豉二合，蔓青油四合，合齐前药，唉之。至晚饲，大效。虫嗓重者，用葶苈子合令紫色，捣如泥，桑白皮一大握，大枣二十枚去核，以水二升煮取一升，去滓，入葶苈末调匀，适寒温而灌之。隔日再灌，重者不过三次。若虫嗓，马鼻沫出，梁肿出起者，不治。

虫嗓十年者，酱清如胆汁者，半合分两服，灌鼻内。每灌一两日，将息，不得连灌，即损马也。

急黄黑汗，右割取上。断讫，取旧靴头皮，水浸汁灌之。如不效，用大黄、当归各一两，盐半盏，以水三盏煎服半盏，分两服灌之。如再不效，用针破马尾尖，出血即效。

起卧胞转及肠结

细辛一两　防风一两　芍药一两　盐一盏，水五盏，取半盏，分二服，灌后。灌前用芒硝一两郁金一两　寒水石一两　大青一两，水五盏煎半，以酒、油各半盏搅匀，分二服，灌口中，妙。

胞转欲死

小儿尿，和水灌之，立瘥。捣蒜内小便孔中深五寸，亦可。

颊骨胀

羊蹄根四十九个烧灰，熨骨上，冷，换之。如无羊蹄根，用杨枝如指粗大者炙，熨之亦可。

后跨冷趺

葱五两　姜五两　　水五盏，煮取半盏，和酒
灌之。

治马蛆蹄

槽下立处掘一尺方，埋鸡子许大石子。令常立
石子上，一二日即瘥。

骑马走上坂

用木于腹来去刮擦，以手纳后孔，令探粪出，
即愈。探法：剪去手指甲，以油涂手，恐伤破
马肠。

（庚生按：此目必有误，"复"履"腹"字之讹。）

治疥

黄豆炒焦，用生麻油捣烂傅之，先以醋泔水
洗净。

（又方　先以皂荚水，或米泔净洗。次用樗根末和麻
油涂，令中间少空放虫。不得多涂，恐疮大。）

（又方　巴豆、腻粉研细末，麻油涂。定日洗涂，数

次妙。)

目晕

用霜后干榖树叶为末，一日两度，以芦管吹眼中。

治哮喘毛焦

大麻子油拣净一升，饲之大效。

诸疮

昆沙　夜合花叶　黄丹　干姜　槟榔　五倍子　上为末。先用盐浆水洗疮后，用麻油加轻粉调敷。

芥癞

杜蘅生捣搽，或为末敷之，亦可。

（又方　生胡麻叶捣汁，灌之。）

（又方　藜藋末水调涂，妙。）

鼻内癞病

荞麦磨粉灌，仍用麦秆饲之。

伤水

先烧人乱发熏两鼻后，用川乌、白芷、胡椒、猪牙皂角各等份，麝香少许上为末，用竹筒盛叶，一字吹入鼻。须臾打嚏，清水流出，即效。加瓜蒂，兼治一切中结病症。

马瘦

狗肉汁灌之。

诸病

白凤仙花连根叶熬膏。遇马有病，抹眼四角上，汗出即愈。

马后抽破

马尾后抽为抽辔。方破者，以蛇蜕烧灰，香油调敷，或干掺，一二时即愈。

发汗散　治骡马久咳不止。

川芎　陈皮　青皮　紫苏　百合　当归　附子　小茴香各等份　姜七片　葱七茎　莲须

生酒一斤半　煎熟，候温灌下。拴暖房，用荐盖之。取汗后，补药再服三五剂。麻黄　桂枝　甘草　枳实　连翘　麦冬　杏仁　天冬　蒲黄　桔梗　花粉　当归　青皮　陈皮　郁金　香附　生地　熟地　防风　荆芥　萝卜子　茴香　川芎　黄芪　桑皮　白芷　上以水、酒各一盅煎热，擂碎，加麻油一盅，蜜二两，鸡蛋两个，同煎灌之。连日服。

治骡马驴寒胃

兜铃一两　紫菀一两　芒硝一两　大黄一两　甘草一两　青皮一两　桑皮一两　连翘一两　栀子一两　苦参一两　天冬一两　麦冬一两　防风一两　荆芥一两　知母一两　上分三剂，擂碎同灌。

牛证

肩烂

旧棉絮三两，烧存性，用麻油调敷。

漏蹄

紫矿为末，猪油和，纳蹄中，烧铁算烙之。

一切疥癞

杜蘅研为细末，敷之；或生捣涂，亦可。

（又方　藜芦末，水调涂之。）

伤热

胡麻叶捣汁，涂之立瘥。

瘴疫

石菖蒲　淡竹叶　葛粉　郁金　绿豆　苍术
各等份为末。每用一两，芭蕉自然汁一升，入
蜜一两，黄蜡二钱，调和灌之。未解，再灌。
热，加大黄。鼻头无汗，加麻黄。鼻口出血，
加蒲黄。

（又方　夏茶二两为末，和水五升灌之。）

尿血

当归、红花为末，酒煎一合，灌之。

腹胀

燕子屎一合，水调一合，灌之。

噎

皂荚末吹鼻中，以鞋底拍尾停骨下。

身上生虫

当归捣烂，醋浸一宿，涂之。

牛瘦

厚朴一两　陈皮一两　苍术一两　乌药一两　贯仲一两　甘草一两　黄芩一两　川芎一两　当归一两　白术一两　茯苓一两　赤芍一两　熟地一两　枳壳一两　紫苏一两　上分为剂，研末，水二碗，酒一碗，姜十片，一日灌一剂，十日定壮。

牛马猪瘟

朱砂　麝香　潮脑　上各等份为末。猪吹左鼻，牛马吹右鼻。

牛狗赢瘦

泥鳅一二枚，从口鼻送入，则立肥。

牛不吃草

青木香^{四两}　金银花藤^{一斤}　煎汤，灌下即好。

牛马猪瘟

大黄^{五钱}　朴硝^{五钱}　上共泡汤一碗灌之，泻空，饿半日，用冷水一大盆，食之即好。

（庚生按：牛瘟用枇杷叶三十片去毛，韭菜、青木香、银花根各一两，煎汤灌之，立效。忌生水。）

羊证

夹蹄

殺羊脂熟去渣，取铁算子火烧令热，将脂匀算上，烙之。勿令入水。次日即愈。

生癞

藜芦根不拘多少捶碎，以米泔浸之，瓶盛，塞口，置热灶边，数候味酸。先以瓦片刮患处令赤，用汤洗之，去疮甲，拭干。以药涂之，两次即愈。若癞多，逐渐涂之两次。

（又方　锅底墨及盐桐油各二两，调匀涂之。）

猪证

猪瘟

牙皂　细辛　川乌　草乌　雄黄　狗天灵盖

上各等份，烧灰为末，吹入鼻中。用五分即可，牛马亦可治。加麝香五厘，更妙。

中水

先以水洗眼鼻中脓污令净，次用盐一大汤碗，撮就，将沸汤研化，候冷，澄取清汁。注少许于两鼻内，五日即愈。

诸病

割去尾尖，出血即愈。

瘴疫

萝卜或叶食之，不食则难救。

[一方　牙皂二钱（火煅）　细辛三钱　牙硝九钱　上共为末，竹管吹三分入鼻内。]

（庚生按：猪瘟，以朴硝、青矾、雄黄各五分，冰片、麝香各一分，共研，以竹管吹入鼻中。兼治猫犬病。）

猫证

煨火疲瘁

硫黄少许，纳猪肠中炮熟，煨之；或鱼肠中，饲之。

误为人踏死

苏木浓煎汤，灌之。

猫瘦畏寒

用龟肉喂之，又煎乌药灌之。

猫犬病

磨乌药，灌之愈。

犬子病

灌平胃散，立愈。

死胎不下

芒硝石木二钱，童便温服，无不效。丰城曾尉有猫，孕五子，一子已生，四子死腹中。用此灌之，即下。

狗证

狗癞

身上发癞、虫蝇，百部汁涤，即除去。

狗蝇

滤麻油泽手，擦其蝇即去。

卒死

葵根塞鼻，可治。

一切病

水调平胃散，灌之。

（一方　用巴豆去壳，和平胃散灌之。）

恶犬令驯

天𦜼肉一块（即雁也）与食之，终身不吠噬，盖以气相制也。

猿病

大蜘蛛研烂，冷水调灌，百病愈。贯仲磨水灌之，并壁上蟢子与食，百病皆愈。小猿宜喂人参、黄芪，大猿以萝卜喂之。猿性不耐着地，着地辄鸣以死。煎附子汁，饮之即愈。

鹿病

盐拌豆料喂之；常以豌豆喂，亦佳。

象生疮

满身如马生齿疮之状。

石蟹捣碎，敷之。

驼病

草胀豆胀

鬼臼二两　穿山甲二两　滑石二两　木通二两

上为末，小油半斤，温水三升，饥灌之。

热水生疮

山栀三两　黄连三两　知母三两　远志三两　贝母三两　甘草三两　上为末，油半斤，水五升，饱灌之。

眼晕遮睛

乌鱼骨　马牙硝　铜青　白矾　上各等份为末，灯心点之。

口疮

菩萨石　桑皮　黄丹　等份，以青盐少许上为末，入蜜熬骨。每服一两半，啖之。

二便不通

桑皮五两　甘草五两　大黄四两　芍药二两　滑石二两　木通二两　穿山甲一两　上共为末，油、灰汁各半斤，灌之。

力乏欲死

盐和面纳入口中，饲之，则三日不饥。

漏蹄

人发灰　石灰　黄丹　沥青　上为末，脂油熬膏，贴之。

胎衣不下　小便秘涩。

木通一两　朴硝四两　上以灰汁、大油一斤，水三升，饥灌之。

驼泻不止

炒盐^{四两}　生姜^{二两}　白矾　天仙子　赤刷旨　赤黍米　上各等份为末，用酢同熬，待饥灌之。

淋沥

牙茶^{四两}　大全子^{二两}　赤麻子^{二两}　通草^{二两}　白丑^{二两}　黑丑^{二两}　上为末，以袜汁一合，大油一斤，药四两，饥灌之。

（庚生按："大全"二字，疑误。或"大力子"之误，未卜是否，请祈酌之。）

医　外　医鳞介门

鱼病

池中遭毒，翻白。急疏出毒水，另引新水养之。捣芭蕉根，或粪清浇入，可解。

鱼生虱

瘦而生白点者，名虱。虱如小豆大，形如鳖。

凡山中暴雨人池，带恶虫、秽气，亦令鱼生虱。凡取鱼，见鱼瘦，宜细视之。有则以松毛遍浮池中则除，或以枫树皮投水中则愈。

金鱼生虱

新砖一块人粪中，浸一日取出，令干，投鱼缸内；或用白杨，或枫树皮，投缸中亦愈。

龟病

盐拌料豆，煨之。以燎豆草喂之为佳。

医 外 医 虫 门

蟋蟀病
积食

以水拌红虫饲之。

冷病嚼牙

以带血蚊虫饲之。

热病

以绿豆芽尖叶，或棒槌虫饲之。

斗后粪结

以青粉小青虾饲之。

斗伤

以自然铜浸水，点之。

牙伤

以苓姜点之。

咬伤

以童便调蚯蚓粪，点之。

井翎

用池边水草内青白色蜘蛛，喂之。

中秋不上食者

菱米、栗子，煮熟喂之；柿饼肉亦妙。

牙损

菜园中泥块内红虫，喂之。

深秋老蛩受伤不上食者

雌蟹钳内生肉，以米饭同捻成小粒，喂之。

早秋蚕受热

用厕上蛆虫殁成蛹儿，内有小虫，名棒槌虫，喂解；或用稻撮肉虫蒸熟，丁烈日中晒干，以麻黄根研细，拌喂。随用水杨柳细须，洗净浸水，饮之能解热毒。

蚕因缺水而色昏者

以水润窝盖，用青绢浸湿放于盆内，使往来攒走，则光彩胜旧。

蚕色娇嫩者

洋沟内红虫喂之，次以盆傍于日影中。照二三日，自然色胜。

蚕病

白僵

山蛩烧灰，掺之。

蚕遇狐臭

生人，及秽体污厌，则延乱不食，如知之。急焚香枫、箬叶，以解之。

热病

腊月内捣磨十桑叶成面，以瓮收贮。饲之，余剩做牛料，甚美。

救蝇溺死

蝇被水淹死，用指轻轻捞起。取香灰拌好，置桌。久之即活，自能飞去。

医 外 医花木门

花迟不发

芝麻油酱、马粪二项，入水和匀浇，累次即开。

毒蛀

花木有蛀孔。小孔，用铁丝通，死其虫。若孔大，用火药灌满，以火烧之，烟入虫自死。以上半月为妙。

落毛虫

凡花果树生扬刺子，食叶叶尽。秋间发，来春必死矣。用指粗甘草二三寸长，掘开土，见老根，将甘草紧贴老根埋之，数日虫自落。但此法不许人见，见则不验矣。

建兰生虱

兰叶上忽生白点，谓之兰虱。用香油入水喷之，或鱼腥水，或煮蚌汤，洒之则除。

竹生稗

竹开花结实如稗，次年必死。治法：于初花时择一二，大竿截去，止留下三尺。打通其节，用粪填实，则花自止，亦不败矣。

茉莉花生蚁

以乌头煮汤，冷灌之则绝；川楝叶捣汁浇，亦可。

蔷薇脑生莠

以剪银铺中炉火撒之，虫自死。

菖蒲无力萎黄

鼠粪和水，浇之即盛。

皂角无实

根旁凿一孔，生铁屑三五斤，泥封之，即结角。

果树生虫

以多年竹灯挂在树上，虫自落。

树生癞

甘草削竹钉，针之自消。不可针葡萄。

解树药钉

凡木，如肉桂作钉，钉之即死。用甘草水灌之，复荣。被乌贼骨钉之则瘗，以狗胆解之仍茂。

出樱桃虫

樱桃结实，一经雨打，则虫自内生，人莫之见。须用水良久浸，候虫出，方可食。

桃皮作胀

凡桃树其皮作胀，初生四年后，用刀自树本，竖剥其皮至生枝处，使胶尽出，则皮不胀不死，多有数年之活。

桃自落实

桃生子多，则坠者亦多。于社日舂根下土石，压其枝，则实不更落。若生虫，以煮猪首淡汁冷浇之，自绝。

橘病

橘有四病：畏寒、畏旱、生藓、生蠹是也。冬须以犬粪涌其根，稻草裹其干，则不冻死；遇旱，以米泔水浇，则实不损落。生苔藓，即刮去之。有蛀屑飘出，急用铁线通之，再用杉木钉窒其孔。

桑癞

蒲母草状如竹叶，以此草浸汁浇之。若生桑虫，寻其穴，桐油抹之，虫即灭矣。

萝卜空心

萝卜锄起，切去叶，止留寸许，颠倒插土中，直至过年，永不空心。

花被麝冲

凡花，最忌麝冲；瓜大，尤忌之。须于根旁栽数株薤、蒜，遇麝不损。

（又法　于上风头，以艾和雄黄末焚之，即如旧。）

木樨受蛀

芝麻梗带壳，束悬树上。

银杏不结子

雌树凿一孔，入雄树木一块，以泥封，子便生子。

曲树令直

凡树直身曲者，宜以刀竖划其凹处，则逐渐直。

树老

凡树老，以钟乳末和泥，于根上揭去皮，抹之，树复茂。

桃树永年

桃树命最短，俗呼为短命树。俟栽出二三年后，以刀斩去根上，长出再斩去，则百年长盛。

兰泣

兰者，花中之君子，能知恩义，有善则报，有哀则知。所手植之人死，必以衰麻一片挂于兰上，否则立槁，名曰兰泣。

萝卜诸菜生虫

苦参末拨之，即死。

取　虫

牙齿虫痛

镜面草半握，入麻油二点，盐半捻，挪碎。左疼塞右耳，右疼塞左耳。以薄泥饼贴耳门，闭其气，仍侧卧。泥耳一二时，去泥，取草放水中，看有虫浮出，久者黑，次者褐，新者白。须于午前用之。

取牙虫蛊

韭子一撮，将碗底盛之，覆水中，用火烧烟。外用小竹梗，将下截劈开，以纸如嗽叭样，引烟熏蛀齿。如下牙蛀者，煎韭子浓汁漱之，虫自出。

齿蛊并虫

雀麦一名杜姥，俗名牛星草。用苦瓠叶三十枚洗净，取草剪，长二寸，以瓠叶作五色包之，广五分，以三年酢渍之。至日中，以两包并炮令热，纳口中熨齿外边。冷，易之，取包置水中解视，即有虫长三分，老者黄，少者白，多则二三十枚，少则一二十枚。此方甚妙。

牙齿虫蛊

韭菜连根洗捣，同人家地板上泥和敷痛处腮

上，以纸盖住。一时取下，有细虫在泥上，可除根。

（又方　韭根十个　川椒二十粒　香油少许，榻上泥同捣，傅痛牙颊上，良久有虫出，数次即愈。）

烟熏牙虫

瓦片煅红，安韭子数粒，清油数点，待烟起，以筒吸引至痛处，良久以温水漱，吐有小虫出为效。未尽，再熏。

牙虫作痛

鱼腥草　花椒　菜子油　上各等份，捣匀，入泥少许，丸如豆大。随左右塞耳内，两边轮换，不可一齐用，闭耳气。塞一日夜，取看，有细虫为效。

风虫牙痛

杨梅根皮　韭菜根　厨案上油泥　上等份捣匀，贴于两腮上。半时辰，其虫从眼角出也，屡用有效。

虫牙

鲜猪肚里面微洗，用竹刀刮下来，用绨纱裹末。咬紧虫牙上，其上虫即钻入纱内，痛立止。

寸白蛔虫

酢石榴东引根一握洗，剉，用水三升煎去半碗，五更温服尽。至明取一大团，永远绝根，食粥补之。榴皮煎粥，食之亦良。

寸白虫痛

先食猪肉一片，以砂糖水调黑铅灰四钱，五更服之，虫尽下。食白粥一日。

下蛔虫 　心痛如刺，口吐清水，乃蛔虫也。

白艾一升　水三升，煮一升服，吐虫出。或取生艾捣汁，五更食香脯一片，乃饮一升，当下虫出。

取心气痛虫

无问新久，以生地黄一味，随人所食多少，捣绞取汁，搜面作馎饦，或冷淘食。良久，当利出虫，长一尺许，似壁宫。后不复患矣。

腹中虫痛

大麻子仁三升　东行茱萸根八升　渍水，平日
服二升，至夜虫下。

（又方　腹中有白虫，以马齿苋水煮一碗，和盐、醋
食之，须空腹下，少顷，白虫自出也。）

一切虫痛

狼毒杵末，每服一钱。用锡一皂子大，砂糖以
水泡开，卧时空腹食，次早虫即下也。

（庚生按：狼毒性猛烈，惟陈久蛀朽者方可服饵，然
亦不宜多也。）

小儿虫疮

旧绢作衣，以柏油涂之，与儿穿着。次日虫皆
出油上，取下燲之，有声者是也。别以油衣与
穿，以虫尽出为度。

取瘰疬虫

先于疮上灸三壮，然后用药清作疮口。用新活

鳝鱼截作一指大，批开掩在疮口。少时觉疮内痒，急揭起鱼。觑鱼上有细虫，如马尾一节，虫出如卷。三五次取尽虫子后，用药敛疮口。

（庚生按：此症有虫，人罕知者。此方可用。）

取足疮生虫

南方地土卑湿，人多患足疮，久生虫如蛭，乃风毒攻注而然。

用牛、或阳、或猪肚去粪不洗，研如泥，看疮大小，入煅过泥，矾半两研匀涂帛上，贴须臾，痒入心，徐徐连帛取下，火上炙之，虫出丝发，马尾千万，或青白赤黑，以汤洗之，三日一作。不过数次，虫尽出，疮愈。

（庚生按：此方有奇功。足疮即烂腿，往往年久不愈。庚生尝以杀虫药入鸡蛋内，麻油煎成饼贴之，亦痒而出虫而愈。）

取疽疮虫

生麻油渣贴，绵裹，当有虫出。

积年骨疽

一捏一汁出者，熬饴饧勃疮上。仍破，生鲤鱼瀹之。顷刮，视虫出，更洗敷药，虫尽则愈。

消渴有虫

苦楝根白皮一握切焙，入麝香少许，水二碗煎一碗，空心饮之，下虫如蛔而红色，其渴自止，虽困顿不妨。消渴有虫，人所不妨。

瘰疬有虫

八月中多取斑蝥，以苦酒浸半日，晒干。每用五个，铜器炒熟为末。巴豆一粒，黄犬背上毛二七根，炒研，朱砂同和，苦酒顿服，其虫尽出也。

聤耳有虫

脓血不止，用鲤鱼酢三斤，鲤鱼酢脑一枚，鲤鱼肠一具，洗切。乌麻子炒研一升，同捣入器中，微火炙，暖布裹，贴两耳。食顷，有白虫出尽则愈。慎风寒。

（庚生按：耳聤日久有虫者，以野猪脚爪切片，千年石灰杵细，用人粪拌匀，用大蚌壳全个装满合好，铁丝扎定，黄泥封固。炭火煅至青烟起，置地上出火气，去泥研细，瓶贮。凡耳科各症流水，诸药不放者，傅之立愈。此耳症秘妙万也。而外症久溃不收，脓水常流者，亦神妙无比。）

吐蛊 吮白矾味甘，嚼黑豆不腥，即中蛊也。

石榴根皮煎浓汁，服即吐出活蛊，无不愈者。

尿疮 清明酿造春酒，饮之至醉。须臾虫出如米也。

取疳眼虫

烂眼疳有虫，用覆盆子叶咀嚼，留汁入筒中，以皂纱蒙眼，滴汁渍下弦，转瞬间虫从纱出。数日下弦干后，如法滴上弦，又复得虫数十而愈。或用覆盆子嫩叶捣汁，点目眦三四次，有虫随眵泪出成块也。无鲜叶以干者煎浓亦可。

三十六黄

鸡子一枚连壳烧灰（研），酢一合，和之温服，鼻中虫出为效，极黄者不过三枚，神效。

五色带下

以面作煎饼七个，安于烧赤黄砖上。以黄瓜蒌傅面上，安布两重，令患者坐之，令药气入腹熏之，当有虫出如蚕子，不过三五度瘥。

臁疮蛀烂

鳝鱼数条打死，香油抹腹，蟠疮上系足，顷则痛不可忍。然后取下，看腹有针眼者，虫也。未尽再作后，以作人胫骨灰，油调搽之。

（庚生按：人胫骨既不易得，亦觉残忍。不若用陈年火腿骨灰油调擦之。庚生试用有效。）

臁疮生虫

小虾三十尾，去头足壳，糯米饭研烂，隔纱贴疮上，别以纱罩之。一夜解下挂看，是小赤虫，即以葱椒汤洗净，用旧笼内白竹叶随大小剪贴，一日二换。待汁出尽，逐日煎苦楝根汤洗之，以好膏贴之，将生肉勿换膏药。

（庚生按：小虾即吾杭所谓饭虾。此症有虫者多，此方奇妙。）

取痔虫

水银二两　枣膏二两　上同研，纳下部绵裹
纳，明日虫出。

（庚生按：水银入下部非宜。不如用苦楝根皮研末，
百部研末，锡灰等份，以黄蜜二两和各末，熬至成
团，做成锭子，纳下部为妙。并治肛门痒痛。）

痔漏有虫

黑一两　白牵牛一两　炒，为末。以猪肉四两
切碎炒熟，蘸末食之。食尽，以白米饭三匙压
之，取下白虫为效。

（庚生按：痔漏有虫者多。或用鳗鱼一条　羊粪二两
茱萸三钱　山甲片一钱　艾绒二两　和捣成饼，阴干。
以瓦烧红，饼置瓦上，入坐桶中，熏之亦效。）

肠痔出血

桃叶一斛杵，纳小口器中，坐蒸之，有虫自出。

下部虫痒

蒸大枣取膏，以水银和捻，长三寸，以绵裹。

夜纳下部中，明日虫皆出也。

下部蜃虫　瘑癣脓血，旁生孔窍。

蜣螂七枚（五月五日收者）　　新牛粪半两　　肥羊肉一两（炒黄）　　同捣成膏，丸莲子大，炙热，绵裹纳肛中，半日即大便中虫出三四度，

三木节散　治风劳。面色青白，肢节沉重，髀间痛或热，或燥或嗔，思食不能食。被虫侵蚀，证状多端。

天灵盖二两（酥炙，研）　　牛黄五钱（焙）　　人中白五钱（焙）　　麝香二钱　上为末。别以樟木瘤节五两　　皂荚木瘤节五两　　槐木瘤节五两　　各为末。每以三钱，水一盏煎半盏，去渣，调前末一钱，五更顿服，取下虫物为妙。

肝劳生虫　眼中赤脉。

吴茱萸根一两半（为末）　　粳米半合　　鸡子白三个化蜡一两半，和丸小豆大。每米汤下三十丸，当取虫下。

脾劳发热　有虫在腹中为病，令人好呕。

> 东行茱萸根大者一尺　大椿子八升　橘皮二两
> 三物合咀，以酒一斗浸一宿，微火薄暖之，绞
> 去渣。平旦空腹服一升，取虫下，或死或半烂
> 或下黄汁。凡作药时切忌言语。

追劳取虫

> 啄木禽一只　朱砂四两　精猪肉四两　饿令一昼
> 夜，将二味和服之至尽，以盐泥固济，煅一
> 夜，五更取出，勿打破，连泥埋土中二尺。次
> 日取出破开，入银石器内研末，以无灰酒入麝
> 香少许，作一服。须谨候安排，待虫出，速钳
> 入油锅内煎之。后服局方嘉禾散一剂。

大风癞虫

> 苦参末二两，猪肚盛之，缝合，煮熟取出，去
> 药。先饿一日，次早先饮新水一盏，将肚食
> 之，如吐再食；待一二时，以肉汤调无忧散五
> 七钱服，取出大小虫一二万为效。后用不蛀皂
> 角一斤去皮子，煮汁入苦参末，调糊。下何首

乌末四两，防风末一两半，当归末一两，白芍药末五钱，人参末三钱，丸梧子大。每服三五十丸，温酒或茶下，日三服。仍用麻黄、苦参、荆芥煎洗之。

疠风有虫　眉落声变。

用预知子二两　雄黄二两　为末。以乳香三两同水一斗，银锅煎至五升，入二末熬膏，瓶盛之。每服一匙，温酒调下，有虫如尾，随大便而出。

大风疠虫

黄柏末三钱　皂角刺灰三钱　研匀，空心酒服，取下虫物亦不损人，食白粥三两日，服补气药数剂。如四肢肿，用针刺出水再服。

药戏

大道丸　治荒。

黑豆一升（去皮）　贯仲一两　甘草一两　茯苓五钱　吴术五钱　砂仁五钱　上剉碎，用水五升同豆熬煎，火须文武，紧慢得中，直至水尽。拣去药，取豆捣如泥，丸如芡子大，瓷器盛之，密封。每嚼一丸，则恣食草木苗叶，可饱且无毒，其味与饭同。

祖师修行方

白茯苓十两　甘菊花十两　松柏十两　香白芷十两　上共为末，蜜丸如黄豆大。每服十丸，冷水送下，百日不饥。连服三服，永不饥也。不信，先将一丸与鸡吃，百日不饥。要开药之日，先吃米汤或菜汤，亦可取下药来。

（庚生按：松香、柏香，均须水煮数十次，扯拔数十次，方可服。然古方书辟谷备荒之方，多未可信。）

韩湘子脱衣方

五灵脂　半夏　天仙　狼毒　雅儿（草乌也）等份，全捣烂，细罗三四两，布袍用水七升煎，轻轻慢火煎熬尽，晒燥，将来雪后穿。虽是一重单，盖体胜如常着十斤绵。

韩湘子煮袍鞋法

茯苓一两　贯仲一两　天仙子一两　狼毒一两

草乌一两　　白矾一两　　五灵脂一两　　上共为细末，用水一桶，同药末下锅，煮袍靴一双，汁尽，晒干。冬不透风寒，夏凉不漏水。

煮白石法

七月七日取地榆根不拘多少，阴干，百日烧灰。复取生者与灰合，捣万下。灰三分，生末一分，合之。若石二三十水，浸过三寸，以药入水搅之，煮至石烂，可食乃已。

行路不吃饭自饱

芝麻一升　　红枣一升　　糯米一升　　上共研为末，蜜丸如弹子大。每服一丸，水下，可一日不饥。

行路不饮水不渴

白砂糖四两　　白茯苓四两　　薄荷四两　　甘草四两　　上共为末，炼蜜丸如枣子大。每服一丸，噙化，可千里之程不渴。

千里酒

天仙子一两　　川乌一两　　贯仲一两　　甘菊花三钱

陈皮^{五钱}　甘草^{一钱}　上为末，糯米一升，烧酒五碗，煮作粥糜。冷定，入前药和匀，瓶内封固。五七日取出，用面一斤，炒黄为末，炼蜜为丸如樱桃大，抹酥油、金箔为衣。用时投一丸于滚汤中，即化为酒。

千里醋

乌梅^{一斤（去核）}　酽醋^{五升}　浸一伏时，晒干，再浸再晒，以醋收尽为度。捣为末，醋浸蒸饼，和之为丸如芡子大。饮食时，投一二丸于滚汤中，即成好醋矣。

千里鞋　治远行脚肿。

草乌　细辛　防风　上各等份为末，掺鞋底内。如草鞋，以水微湿，掺之。用之可行千里妙。

浆衣不透雨

草乌^两　白及^{一两}　白茯苓^{一两}　狼毒^{一两}　天仙子^{一两}　白矾^{一两}　上共为末，和人浆内，浆衣不透雨。

暑天换袄

苍术^{四两}　白芷^{四两}　上切片，真麻油浸之过三宿，炒干，不用研。每至半夜子时，食三两，以尽为度，故着衣不热。

寒月入水

端午午时取水蜈蚣不拘多少，晒干为末。每服须三五钱，暖酒送下，不可冷吃。如冷吃，即生疮疥。可以冬月入水，无妨。

造梦法

葛花阴干百日，捣末。日暮，水服方寸匕，乃卧。思念所欲事，即于眠中见晤也。募，即蕾陆花也。

见鬼丸

生麻子　菖蒲　鬼臼　上各等份，杵丸弹子大。每朝向日服一丸，百日即见鬼也。

剃头不用刀

石黄^{一两}　石灰^{一两}　樟脑　为末。水调傅，即下。

女人去面毛不用线

石黄^{三钱} 石灰^{二钱} 为细末，水调。临卧时傅面，则天明面毛尽去矣。

饮酒不醉

赤黍浸以狐血，阴干。饮酒时取一丸，置舌下含入，令人不醉。

写字去墨

滑石^{二两} 石灰^{一两} 乌羊骨^{二两（烧灰）} 赤碯砂^{一两} 共为细末，米泔水调匀，瓷罐收贮，封口，置背阳，晒干。用时清水扎盖字上，候片刻，擦去。

（又方 山中活竹，将一节开一小孔，括去青，入砒末于内，用生漆绵缠口。待三五日后看竹外有霜，扫下瓷罐收贮，擦字即去。）

（又方 白羊骨（煅）一两 白丁香一两 寒水石五钱（半生半煅） 紫碱一两 为细末，用鸡蛋开一小孔，去黄留白，调药，复入壳封固。入鸡蛋内同抱，以小鸡出为度。取出用水调搽，立刻弹去。)

[又方 官粉一钱 蔓荆七分 龙齿三分 白丁香二分 紫丁香（鹰屎也）三分 上共为细末，用皮术汁调匀，以砖两块烧滚，候温，将药夹于其中。次早白干，仍研为末。用时，手指搽涂于字上，其墨自落矣。]

（庚生按："皮术"二字疑误，不解。）

洗字法

西瓜一个，约重三斤半，熟者蒂边开一孔，入官硼砂三钱五分 砒霜三钱五分 硇四钱 上共为细末，入瓜孔内，悬七日，白霜自出，以翎毛扫下，又一七收用。先将清水湿字，以药搽之，待干，用翎扫去，纸白如新。

洗字不见

菖蒲根、稻壳研末，水调搽字上，候干擦去，自然不见字形。

去朱法

黄瓜一条，蒂边开一孔，入官硼砂一两研末，入孔内，悬取白霜，以翎毛扫下。先以水湿字，以药搽上，待干扫去，纸白如新。

起字法

明矾三两　鹰粪三钱　石灰一两　官粉一两　雀粪三钱　阳起石一两　鹤粪三钱　透骨草一两俱为细末，童便调。将竹桶盛挂阴处，发出霜取霜，水调，描字上墨自去。

墨名不染纸

端午日午时用上好京墨一块，不拘大小，入虾蟆口中，线缚定口。于朝阳地上掘一坎，深五尺不拘，埋虾蟆在内。经四十九日，取墨写纸上，一拂便落。

灰种仙菜

术家用羊角、马蹄烧作灰，撒湿地，遍踏之，即生罗勒，俗呼王母菜，食之益人。

驱除虎蛇神烟

鹿二两　牛二两　羊二两　麂二两　犀角二两

烀炭^{四两}　硝^{二两}　黄^{二两}，雌黄^{二两}　雄黄^{二两}

则虎、蛇亦远避矣。

驱鼠烟

桃头、椿树皮、丝瓜藤、楝青叶各等份，晒干研末。加信石一钱，烧之，鼠即远去。

扫蚊烟

端午日多收浮萍晒干，研末。楝树花团、鱼骨、鳝鱼骨、信石各少许，共研末。烧一次，七夜无踪。

聚蝶

取百花心阴干，夜露，蜜拌。见有众蝶飞舞，将蜜涂两手心，立上风，将两手相合而搓，相向而拍，群蝶闻香皆来就矣。

拍掌唤蝶

至春来采取诸花蕊，用白马尿水浸三日，晒干，研末。以川椒涂手上，却于有蝶处立于上风，拍掌即飞来矣。

浆衣去虱

白果二三十枚，加水银三分，捣研。野菊花三钱研末，同浆搅匀浆衣，永不生虱。

造白雀法

雀方出壳未羽时，以蜜和饭饲之，则遍身生白羽毛。

鸢头散　治鬼魅邪气。

东海鸢头　黄牙（即金牙）　莨菪子　防葵为末，酒服方寸匕。欲令病人见鬼，增防葵一分；欲令知鬼，又增一分。立验，不宜多服。

擦铜如银

水银二钱　白矾一两　飞丹一钱　用唾研末为度。以铜洗净，用药擦之，即红铜亦如白银。

擦锡如金

胆矾一两　白矾一两　共为末，搽之。锡如金色，铁变红色。

点斑竹

硇砂五钱（细研）　　绿矾三钱　　胆矾三钱　　石灰五钱　一处再研细，入浓灰汁调匀，随奇文点。候干，揩洗其斑如自然者，瓷器、竹木皆可用。

（又方　硇砂五钱　石灰一两　共研，米醋调，点画竹上。）

点瓷器

白及一两　为末，鸡子清调匀修补，以线扎紧，火上烘干，如新，永不坏。忌用鸡汤洗。

磨镜丹药

水银一两　上好锡夏秋七分，春冬八分　明矾夏秋一钱二分，冬春一钱五分　先将锡熔化，入水银搅匀冷定，同矾研细如飞面，大略要不起霜，矾少为妙，加鹿顶骨更妙。一云鹿骨烧灰。

写字入石

龟尿、炭、硇砂少许，共为末，入砚池水内，然后研墨。以新笔写字石上，可透一分入石内；若写在木上或门上，可入透五分。

点药镜

雌黄入紫粉霜　硇砂　细研末，用胶水调，任意于镜上描画鸾凤、花草。候干，火烧片时，以磨镜药磨去，其画自现。

棱碗胶

桐油熬熟入沥青调稀，入石灰调合，作胶用。

顷刻成碑

炉底不拘多少，加白矾少许，再用鹅蛋清调成锭用。

瘦米

采黑饭树叶（即南烛枝叶。止庵按：非也。余曾见山人作青饭，以胡麻叶渍米为之。胡麻似南烛，实圆叶如细珠，味甘。时人皆未之见，故方书所载多误。）渍水浸米，九蒸九晒，则米瘦如麻，每石瘦至一斗。凉水一泡，顷刻成饭，且轻少利于持负。

夏日作冰

以净瓶热汤泡过，盛以百沸，冲汤。将油丹纸数重包定，放井中半日，取出即成冰也。

巧洗油迹

如衣服被麻油污垢，加上桐油；如被桐油污垢，加上麻油。后将细面泡汤洗之，如不净，加紫苏汤，洗之如神。

春毯

用滤净柴灰汤三饭碗，下锅烧滚，逐渐糁下松香末约两许。急将箸旋糁旋搅，再煎几滚，冷过。用篾扎圈如茶杯大，蘸汤洒空中，结泡大如碗，五色飞扬可玩。或用稻柴灰亦可。

斟酒不溢

无名异磨盏口，注酒虽浮于盏，却不溢出。

（又法　用好没药一块周围抹杯口上，将酒斟满，盈
过此杯一分，其酒不溢出杯外。）

葫芦相打

取一样葫芦三个挖开大口，以木末和胶，调
填在内。一个葫芦将蜡调针砂置口内，一个
将磁石末调胶置口内，一个以水银置口内。
将针砂葫芦、磁石葫芦放在一处，两个自然
相打；后将水银葫芦放于中间，两个葫芦自
然分开。

木狗自走

实草一段雕狗形。以胶水并盐、醋，调和铁
屑，搽在狗头上。候乾，以上好磁石一块，暗
藏于手内，引其狗走，随手而来。

金杯分酒

取獭胆涂犀角簪上。将酒一杯斟满，将簪向杯

中分酒，其酒两开矣。

手帕盛酒

胡粉五钱　槐胶二分　鸡蛋一个（用清）　用水一碗拌匀，以新手巾在其药内洗三四次，熨开如故。任意盛酒，一滴不漏。

做大蛋

猪尿脬一个，不落水，将灰拌，用脚踏至大。不拘鸡、鸭蛋一样，打破倾碗，随多少调和，装入脬内，扎紧口，外用油纸包裹，沉井底一夜。次日取出煮熟，剥开脬内，黄白照旧如大蛋一般，甚妙。

长明炷

毂树滋搽灯草，阴干，又上一硫黄少许。一梗可点一更。